U0198753

中老年人免疫力提升指导

王兴国 姜丹 著

中国妇女出版社

图书在版编目（CIP）数据

中老年人免疫力提升指导 ／ 王兴国，姜丹著．—— 北京：中国妇女出版社，2023.8
ISBN 978-7-5127-2279-8

Ⅰ.①中… Ⅱ.①王… ②姜… Ⅲ.①中年人 - 免疫学②老年人 - 免疫学 Ⅳ.①R392-49

中国国家版本馆CIP数据核字（2023）第115982号

选题策划：陈经慧
责任编辑：陈经慧
封面设计：季晨设计工作室
责任印制：李志国

出版发行：中国妇女出版社
地　　址：北京市东城区史家胡同甲24号　　邮政编码：100010
电　　话：（010）65133160（发行部）　　　65133161（邮购）
网　　址：www.womenbooks.cn
邮　　箱：zgfncbs@womenbooks.cn
法律顾问：北京市道可特律师事务所
经　　销：各地新华书店
印　　刷：小森印刷（北京）有限公司

开　　本：150mm×215mm　1/16
印　　张：14.75
字　　数：180千字
版　　次：2023年8月第1版　　2023年8月第1次印刷
定　　价：59.80元

如有印装错误，请与发行部联系

　　到 2023 年 6 月，我从事营养工作已经整整三十年了。除了医院里的临床营养工作之外，我还做了很多营养科普和营养教学培训工作。在 21 世纪 20 多年的大部分时间里，我们关注最多的是饮食营养与慢性非传染性疾病，如心血管疾病、糖尿病、高血压、血脂异常、痛风、肥胖和肿瘤等，这些与饮食不平衡或能量过剩密切相关的慢性非传染性疾病的发病率在过去 30 多年里逐年递增，已经成为威胁居民身体健康的主要问题。直到新冠病毒袭来，威胁全人类健康和生命，严重破坏社会经济发展，我们才深刻感受到，古老的传染性疾病并未远离，不容忽视。

　　目前，与传染性疾病，尤其是病毒性感染做斗争的主要策略之一就是提升机体免疫力。其中最有效的、被寄予厚望的"武器"是疫苗，通过疫苗接种来激发机体针对某种病毒的免疫力，已经取得过巨大成功。另外，人体固有的免疫力也非常关键。众所周知，在新冠感染中，年龄大的、患有基础性疾病的人会面对更大重症或死亡风险，这主要是因为衰老和基础性疾病降低了人体固有的免疫力。除衰老（年龄增长）和基础性疾病外，饮食起居和生活方式等环境因素也会影响人体固有的免疫力。并且，免疫力不仅与传染性疾病有关，还与肿瘤、过敏和炎症等疾病的发生发展密切相关。如此说来，免疫力其实是人体健康的根本。

很显然，免疫力直接对应着人体免疫系统，包括免疫器官（如骨髓、胸腺、淋巴结等）、免疫细胞（如巨噬细胞、中性粒细胞、B细胞、T细胞等）、体液免疫（如抗体、补体等）和免疫因子等一系列互相协调的物质和机制。人体免疫系统或免疫反应说起来是非常复杂的，复杂得难以毫无争议地定义"免疫力"或者免疫力很强是好事还是坏事。不过，本书并不是要厘清免疫系统或免疫反应机制，而是从饮食起居等生活方式方面给出一些支持、保护或提升抗病能力的实用建议。其中，饮食营养是最主要的，我们从膳食模式、营养素摄入、营养补充剂、推荐食材和食谱、体重管理、饮水和运动等诸方面提供了详尽的指导或示范。这也是我和注册营养师姜丹比较擅长的领域，既有一定的医学和营养学理论基础，又有很多实践工作经验，以确保本书在科学性基础上更加实用，能给中老年读者提供切实可行的帮助。

在写作本书查阅资料的过程中，我们深感人体免疫力这个问题既重要又复杂，还有很多理论内容需要学习和研究。书中如有不当之处，欢迎大家批评指正。我和姜丹老师都有实名微博，即"@营养医师王兴国"和"@注册营养师姜丹"，欢迎读者朋友给我们留言评论。

王兴国

2023 年 6 月于大连

目录
CONTENTS

第二章　成年人提高免疫力的简要方法

第三章　保护好中老年人的免疫力

第四章　中老年人提高免疫力的推荐食材

第五章　中老年人免疫力提升食谱示范

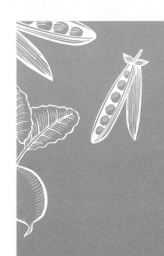

第一章

简单了解
免疫力医学常识

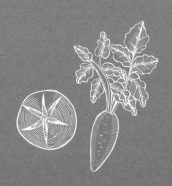

"免疫力"，通俗指抵抗力，也就是机体抵御病原体的能力。或者范围再扩大一些，把它理解为不容易生病的能力。打个比方，在一个新型冠状病毒均匀分布的房间里，共有15个人且他们接触病毒的时间相同。结果有5人没有任何症状，有10人出现发热、咳嗽、咽喉痛等流感感染症状。在这10个有症状的患者中，8人症状较轻，服用药物等就康复了，另外2人症状较重，出现高热惊厥、呼吸急促、肺炎等症状，需要住院做进一步治疗。显然，我们大致可以说，在上述人群中没有发病的人比发病的人免疫力要强，而症状轻微者又比症状严重者的免疫力要强。

　　在抗击新冠感染疫情的过程中，人们对自身免疫力的重视达到了前所未有的程度，因为提升自身免疫力是抵抗新冠病毒的根本性措施，可以减轻感染或症状。其实不只新冠，流感、普通感冒和大多数感染性疾病的防治都依赖人体免疫力，包括通过疫苗接种产生的特异性免疫，以及增强人体固有的非特异性免疫。除了针对感染性病原体，免疫也是机体清除癌细胞和衰老细胞的主要手段。总体而言，免疫就是人体免疫系统识别、对抗和排除"非己"或"异物"的生理功能。

　　人体免疫系统是非常复杂的，包括免疫器官（如骨髓、胸腺、淋巴结等）、免疫细胞（如巨噬细胞、中性粒细胞、B细胞、T细胞等）、体液免疫（如抗体、补体等）、免疫因子等一系列互相协调的物质和机制。就好比一支强大的军队，有完备的各种角色和分工，又依靠侦察、指挥和协调形成整体战斗力。而且，其战斗力要与面临的"敌人"匹配，对待小股弱敌不必动用重型武器，但对待强敌入侵则必须毫不留情。甚至其打击入侵之敌的方式也是多元的：有直接吞噬，有打洞破坏，有自杀式攻击……有时"容忍"也是免疫作战的一种方式，比如人体肠道中有大量细菌，但正常情况下免疫系统并不与之开战，而是选择"共生"，肠道免疫的默认设置是"抗炎"，而不是杀死细菌。最让人叹为观止的是，人体免疫系统具有超强的识别能力，能识别出所有的病原体和"非我族类"（比如花粉、尘土、食物成分以及其他一些被称为"抗原"的物质。有专家估计全宇宙中约有1亿种），并对它们作出反应。不可避免地，免疫大军也有漏洞，它们有时会被病原体利用或突破，有时还会杀红了眼启动核武器殃及自身，甚至错误地对自身细胞发动攻击，导致自身免疫性疾病，或者对入侵者的反应过度，导致过敏性疾病。凡此种种，都是人类在百万年进化中形成的复杂机制。免疫系统实在是太复杂了，以至于对"免疫力"这个概念作出准确的、严密的描述都有些困难。

当免疫力低下时，入侵的病原体就会在体内肆虐，造成病情较重，所以我们经常说要增强、提升免疫力。但另一方面，免疫力也并不是越强越好，否则会攻击自身组织细胞，出现"杀敌八百，自损一千"的情况，导致过敏或免疫性疾病。适当、稳定的免疫力才是最好的。影响免疫力的因素有很多，其中遗传、年龄、性别、先天疾病等因素是我们无法控制的，我们可以改善或干预的因素有饮食营养、运动、睡眠、精神压力和环境等。我们的食物和生活方式都会影响到自身的免疫力。

◆ 人体免疫系统的"军队"

巨噬细胞——哨兵和清道夫

"巨噬细胞"这个名字还真是名副其实。它个头很大，可以一口吃掉细菌。而且还是个不挑食的大"吃货"，几乎什么都吃，不仅吞噬入侵的细菌，甚至试验时用的铁屑都能被它吃掉，简直是个垃圾收集器，还发挥着清道夫的作用。

巨噬细胞起源于骨髓中的干细胞。它们最初离开骨髓并进入血液时还不叫巨噬细胞，而是被称为"单核细胞"（人体血液中大约有 20 亿个单核细胞），单核细胞从毛细血管处离开血液进入组织，成为巨噬细胞。巨噬细胞在各处组织中游荡，时刻准备等着细菌送上门，但它们不是被动坐等，而是会伸出"触手"主动去抓细菌。"触手"其实是巨噬细胞表面的受体，可以识别细菌细胞膜上的一个"危险分子"，并与之靠近，一吞为快。巨噬细胞吞入细菌后，会利用细胞质里溶酶体中的化学物质和酶杀死细菌。

巨噬细胞在杀死细菌的同时，产生并分泌一些叫作细胞因子的物质，这些物质像哨兵一样"招呼"附近的其他一些免疫细胞：敌人来了，战斗开始！于是，很多免疫细胞离开血液进入组织，加入抗击细菌增殖的战斗中。

中性粒细胞——援军

巨噬细胞（分泌的细胞因子）召唤的主要免疫细胞之一是中性粒细胞。它因细胞质内有很多既不嗜碱也不嗜酸的中性细颗粒而得名，是白细胞的一种。这些颗粒大多是溶酶体，内含多种化学物质和酶，杀伤力很强，所以中性粒细胞注定是"杀手"角色。中性粒细胞不但单兵杀伤和破坏能力很强，而且数量巨大，大约有 200 亿个中性粒细胞循环在人体血管之中，占血液中循环白细胞的 70%。中性粒细胞的生命很短暂，从骨髓中产生出来以后，正常生存期平均不超过5 天。

中性粒细胞一旦被召集，大约只需要半小时，就能离开血液进入组织并被激活，然后"大开杀戒"。中性粒细胞的吞噬能力同样令人难以置信，细菌被它们吞噬后很快就被

"屠宰"、消化。更重要的是，被激活的中性粒细胞把预先生产的化学物质和酶类释放到组织中，直接破坏入侵的细菌，有时正常人体组织也难以幸免。此外，中性粒细胞也可以产生细胞因子，警示其他免疫细胞。

自然杀伤细胞——宪兵队

自然杀伤细胞（NK 细胞）是体内负责杀伤老化细胞、受病毒感染的细胞、肿瘤细胞等异常细胞的最主要免疫细胞。像中性粒细胞一样，NK 细胞随时待命，在需要时离开血液进入相应的组织并迅速增殖。

NK 细胞行使杀伤功能的方式很特别，主要是强迫靶细胞"自杀"。它们先在老化细胞、癌细胞、被病毒感染的细胞等靶细胞上"打洞"，然后把一些酶运入其中，使靶细胞自我裂解身亡。某些情况下，NK 细胞无须"打洞"，直接与靶细胞表面的受体结合，启动其走向"自杀"的程序。NK 细胞在杀灭肿瘤细胞时启动速度最快，杀敌种类最多，被医学界誉为抗癌的第一道防线。

B 细胞——导弹部队

在抗击新冠肺炎疫情的过程中,你一定听说过疫苗和抗体,而它们都与 B 细胞息息相关。每一种抗体(详见下文)都是由 B 细胞生产的;疫苗通过刺激 B 细胞制造抗体并产生免疫记忆来发挥作用;B 细胞的遗传物质(DNA)有特殊机制,具备合成几千万种蛋白质的潜力,从而构建了免疫系统强大的识别"非己"能力和抗体生产能力。

B 细胞是一种诞生于骨髓的白细胞,人体血液中大约有 30 亿个 B 细胞。理论上,每一个 B 细胞只能生产一种抗体,而要想抵御所有的、可能的"入侵者",估计需要 1 亿种抗体。这么一算,就会发现生产某一种抗体的 B 细胞平均只有 30 个,未免太少了。但不要紧,当某一种"入侵者"到来时,一些 B 细胞会识别它,然后这些 B 细胞被激活,体积增大并分裂成两个子细胞,两个子细胞又一次体积增大并分裂成四个细胞,如此这般,大概持续进行一周时间,最初的一个 B 细胞能制造出大约 2 万个完全一样的 B 细胞,形成庞大的"克隆部队"。它们的个头比最初的 B 细胞大一些,称为浆细胞。大多数浆细胞会拼命制造对付该种"入侵者"的抗体,是不折不扣的"抗体工厂",并在大约一周后死亡。

还有少数 B 细胞没有死亡，带着对"入侵者"的记忆悄无声息地储藏起来，形成免疫记忆。当相同的"侵入者"第二次侵入时，这些带有记忆的 B 细胞更容易被激活，反应更迅速，战斗力更强，让入侵者无机可乘。

抗体——导弹

疫苗接种使人体获得对病原体免疫的主要（但不是唯一）机制就是让 B 细胞产生针对该种病原体的抗体。抗体都是分子结构非常复杂的蛋白质，共分为五大类，即免疫球蛋白 G（IgG）、免疫球蛋白 A（IgA）、免疫球蛋白 D（IgD）、免疫球蛋白 E（IgE）和免疫球蛋白 M（IgM）。抗体的种类和结构十分复杂，但大多数抗体分子都有两个重要结构：抗原结合片段（Fab）和恒定区（Fc）。Fab 片段像是"抓手"，每一个抗体的"抓手"会和特定结构的物质相结合，凡是能与某种抗体 Fab 结合的物质（比如，病原体上的某些部位）都称为"抗原"；Fc 区像是"尾巴"，可以与巨噬细胞等免疫细胞的细胞膜上的受体结合。

简而言之，抗体的主要功能就是把入侵的病原体（抗原）打上一个消灭标记，再把它们与巨噬细胞等免疫细胞

"拉近"，让后者消灭前者。在这个过程中，抗体并不直接杀死入侵者，而是起引导作用，指引免疫细胞消灭入侵者。还有一些抗体不与入侵的病原体（抗原）结合，而是阻止病原体与人体细胞膜上的受体结合，进而阻止其进入细胞内，感染细胞，这类抗体称为中和抗体。新冠感染或新冠疫苗就能诱导人体 B 细胞产生中和抗体。

抗体可以说是免疫功能的基础，在免疫中发挥着关键作用，一个人如果没有抗体就很难存活。在临床上，除了接种疫苗诱导人体产生抗体之外，有时还直接注射从人血中提取的抗体，如乙型肝炎免疫球蛋白、狂犬病免疫球蛋白、破伤风免疫球蛋白等。但抗体有两大弱点，一个是抗体产生后往往不能永续存在，而是逐渐地、或快或慢地分解消失。这就是有些疫苗需要再三接种的原因。抗体的另一个弱点是，一旦病毒进入细胞内，抗体就无能为力了，这时就需要免疫系统的一个重量级战士——T 细胞上阵杀敌了。

T 细胞——特种兵

一个成年人体内大约有 3000 亿个 T 细胞，其数量远远超过其他免疫细胞，彰显了它在免疫系统中的重要性。T 细胞的形态与 B 细胞非常相似，用普通显微镜很难辨别这两类细胞。和 B 细胞一样，T 细胞也产生于骨髓，T 细胞的遗传物质（DNA）也有特殊机制可以合成极多种蛋白质，从而具有识别能力（但弱于 B 细胞）。T 细胞也遵循克隆选择的原则，当一个 T 细胞被激活后，可增殖形成一支 T 细胞"克隆部队"，这个过程大约也需要 1 周时间。完成使命后，这支"克隆部队"的绝大部分成员寿终正寝，少部分成员带着对"入侵者"的记忆储藏起来，形成免疫记忆。

T 细胞与 B 细胞最大的不同是，T 细胞上阵杀敌不是自己主动出击，而是需要其他细胞把"敌人"（抗原）提呈给它。估计是因为 T 细胞的攻击力太强，随意出击会损伤人体自身细胞。T 细胞有三种主要的类型，包括杀伤性 T 细胞、辅助性 T 细胞和调节性 T 细胞。杀伤性 T 细胞可以摧毁被病毒感染的细胞，让病毒无处藏身；辅助性 T 细胞通过分泌细胞因子（比如白细胞介素 2、干扰素 γ 等）指挥着免疫应答过程；调节性 T 细胞目前还略显神秘，没有被研究透彻，只知道其作用是防止免疫系统反应过度。

T 细胞也是目前癌症免疫治疗的主要靶点之一，临床应用的 CAR-T 疗法（嵌合抗原受体 T 细胞疗法）和 PD-1/PD-L1 通路抑制剂等都是通过 T 细胞来发挥治疗作用。

补体——爆破部队

补体系统由约 20 种不同的蛋白质构成。与抗体完全不同，补体在出生之前（胎儿发育的前 3 个月）就形成了，孩子出生时补体系统已经准备就绪，进入战斗状态了。

补体主要由肝脏产生，在血液和组织中发挥作用。被激活之后，补体的一个主要功能是在入侵者表面（如细菌的细胞壁）"投弹"，打开一个"缺口"，或形成一个"孔洞"，从而摧毁入侵者。有时，补体也在入侵者表面"做标记"，让吞噬细胞能更好地捕获入侵者。此外，补体蛋白片段还能"通知"免疫系统其他成员攻击开始了。

树突状细胞——联络兵

树突状细胞外形独特，有很多树枝状突起，这也是它名字的由来。上文提到，杀伤力极强的 T 细胞需要其他细胞把"敌人"（抗原）提呈给它之后，才动手杀敌。树突状细胞就是给 T 细胞提呈抗原的主力细胞之一。

平时树突状细胞在身体各处组织站岗放哨。当有外来者入侵时，它们将被激活，吞噬入侵者并对其进行加工，提取有特征性的"碎片"（抗原），并携带这个碎片游走到最近的淋巴结。在淋巴结里，树突状细胞会将从"战区"收集的"碎片"（抗原）提呈给 T 细胞，让可以对付该种抗原的 T 细胞增殖并加入战斗。

细胞因子——通信部队

T 细胞、树突状细胞、巨噬细胞和其他多种细胞都能产生一些小分子多肽或糖蛋白，比如白细胞介素、干扰素、肿瘤坏死因子、生长因子等，统称为"细胞因子"。细胞因子种类众多，结构复杂，其主要功能是作为细胞间的"信使"，通过与细胞表面相应的受体结合而发挥作用，可以调节各种免疫应答，促进造血功能，介导炎症反应，刺激细胞增殖分化等。有些细胞因子已经被开发成药物在临床上应用。

黏膜和皮肤——防御工事

正如军队既要进攻也要防守一样，免疫系统也缺不了防守力量，那就是遍布身体各处的黏膜（包括呼吸道黏膜、消化道黏膜、泌尿道黏膜等）和皮肤。它们作为物理屏障，是机体抵御入侵者的第一道防线，体量极大。成年人消化道、呼吸道和泌尿生殖系统的黏膜面积合计大约有400平方米，皮肤面积不到2平方米。

显然，如果病毒、细菌、寄生虫和真菌等"入侵者"想要给我们制造麻烦，那么它们就必须穿过这些屏障。从这种意义上讲，保持黏膜和皮肤的结构完整、功能正常会明显增强机体免疫力。尤其是相对薄弱的呼吸道黏膜，即从鼻咽部开始到气管、支气管、呼吸性细支气管和肺泡所覆盖的黏膜，这是病毒、细菌和粉尘（比如PM2.5）入侵我们身体的主要通道之一。如果呼吸道上皮细胞分化和完整性受损，纤毛倒伏、缺失，黏液分泌异常，呼吸道自然防御功能降低，细菌、病毒就会长驱直入，发生感染。吸烟、被动吸烟、空气污染（雾霾）就会损害呼吸道上皮细胞，降低呼吸道免疫力；相反，充足的营养和饮水则可以提高呼吸道免疫力。

◆ 支持免疫系统的营养素

对生命和健康至关重要的免疫系统具有强大的功能，免疫系统的"战士"们肯定需要更好的营养供给。事实的确如此，全面而合理的营养是维持正常免疫力的基本条件，包括蛋白质、ω-3 型多不饱和脂肪酸、维生素 A、维生素 C、维生素 D、维生素 E、B 族维生素、铁、锌、硒、碘等营养素都是免疫功能必需的。缺乏这些营养素中的任何一种，都会通过不同的机制损害人体免疫力。此外，食物中的类胡萝卜素、花青素、含硫化合物等植物化学物也有益于人体免疫力。益生菌和益生元通过促进肠道菌群平衡来增强机体免疫力。

不过，人体缺乏这些营养素免疫力就会降低，并不意味着大量摄入这些营养素就会让免疫力增强，更不能认为营养素摄入越多免疫力就越强、多多益善。正确的做法是摄入适量的各种营养素，前提是尽量做到平衡饮食，在饮食吃得不够平衡时可以额外服用营养素补充剂。当然，在特定情况下，也有一些营养素需要饮食和营养素补充剂双管齐下，甚至主要靠服用营养素补充剂。

蛋白质

蛋白质是由许许多多氨基酸构成的一类大分子物质。蛋白质是人体的重要组成部分，也是免疫器官、免疫细胞、抗体、补体和细胞因子的物质基础。几乎所有形式的免疫功能正常运转都离不开蛋白质。饮食中蛋白质的质和量都影响免疫功能，蛋白质缺乏可导致免疫器官萎缩、免疫细胞活性不足、抗体减少等，降低呼吸道和肠道抗感染能力。

蛋白质的食物来源包括奶类、蛋类、鱼虾、肉类、大豆及其制品、坚果和谷类（粮食）。其中，奶、蛋、鱼、肉和大豆及其制品所含蛋白质营养价值较高，是优质蛋白，对保证免疫力格外有益；而谷类、坚果、薯类和蔬菜等植物性食物所含蛋白质营养价值较低。因此，日常饮食中一定要有充足的奶、蛋、鱼、肉和大豆及其制品。建议一般成年人每日摄入蛋白质 1.0 ～ 1.2 克／千克体重，特殊人群或特定情况下要摄入 1.2 ～ 2.0 克／千克体重，且优质蛋白应占 50% 或以上。

除日常食物外，市面上还有各种蛋白质类产品，常见的有乳清蛋白粉、大豆蛋白粉、胶原蛋白、豌豆蛋白粉等。其中，乳清蛋白粉在临床上应用最多。具体补充建议见第二章。除蛋白质粉外，临床上还应用丙种球蛋白、谷氨酰胺（免疫细胞的能量来源）、精氨酸等药品或食品来提高某些患者的免疫力。

维生素 A

维生素 A（视黄醇）是一种脂溶性维生素，能维护呼吸道黏膜上皮组织的完整性，从而抵御病菌和病毒的入侵，对呼吸道免疫力至关重要。维生素 A 还帮助免疫细胞正常生长和成熟，具有抗肿瘤作用，以及帮助人眼形成光感视觉，尤其是夜间的暗环境视觉。维生素 A 缺乏时，呼吸道黏膜破损、稀疏，病毒或细菌更容易进入，患呼吸系统传染病的概率增加，易发生反复呼吸道感染，如感冒、流感、气管炎及肺炎等。同时，视力的暗适应能力下降，皮肤出现干燥、粗糙、角化、丘疹、质地变差等问题。

维生素 A 的主要食物来源是动物肝脏、蛋类、鱼虾肉类和奶类等动物性食物。另外，蔬菜水果中含有的 β-胡萝卜素在体内可以转化为维生素 A，故也可以作为维生素 A 的食物来源。一般绿色、红色、黄色和橙色等深颜色蔬菜水果含胡萝卜素更多，每天都应该多吃一些。一般来说，偏食挑食者、老年人和孕产妇是维生素 A 缺乏的高危人群。

要强调的是，维生素 A 摄入太多会中毒，一次吃太多（比如吃大量动物肝脏）会引起急性中毒，长期服用过量的维生素 A 会导致慢性中毒，常见中毒症状是头痛、嗜睡、烦躁、腹痛等。因此，服用含维生素 A 的补充剂时一定要注意剂量，按说明书正确使用。推荐使用含 β-胡萝卜素而不含维生素 A 的补充剂，这样即使吃多一些也不会中毒，相对更安全。具体补充方法见第二章。

维生素 C

维生素 C 是人体需要最多的维生素，其数量远超其他各种维生素的总和。在体内，维生素 C 主要通过刺激免疫细胞增殖和促进抗体形成来维持机体免疫力。此外，维生素 C 的抗氧化作用也会增强机体免疫力，削弱病毒的致病力。缺乏维生素 C，容易招致感染。关于维生素 C 对普通感冒、流感和其他呼吸道感染性疾病作用的研究之前就有很多。临床上维生素 C 常用于感染性疾病和过敏性疾病辅助治疗。

根据中国营养学会 2013 年的建议，维生素 C 的推荐摄入量（RNI）为 100 毫克／日，预防慢性病的建议摄入量为（PI）200 毫克／日。新鲜蔬菜水果是维生素 C 的良好来源。现在市面上有各种剂型的维生素 C 补充剂，如维生素 C 泡腾片、维生素 C 咀嚼片、维生素 C 丸或片、维生素 C 饮品等，大多数复合型维生素矿物质也含有维生素 C，具体补充方法见第二章。维生素 C 是水溶性的，即使多吃一些也很容易从尿液排泄掉，只要每天摄入维生素 C 的剂量不超过 2000 毫克就是安全无害的。

除提高免疫力之外，维生素 C 的生理功能还有很多。比如促进胶原蛋白合成，对皮肤、骨骼和血管健康有益；促进铁吸收（随餐服用），有助防治缺铁性贫血；促进胆固醇转化为胆酸排出体外，对血脂也有益处。

维生素 D

维生素 D 从来源、结构和功能上看都更像是一种激素。它是一种甾醇类化合物，主要由皮肤在阳光（紫外线）照射下合成，其生理功能有很多，最被人熟知的功能是调节机体钙、磷的吸收和代谢。维生素 D 及其活性代谢物在免疫应答中发挥重要作用，能对多种免疫细胞（巨噬细胞、树突状细胞、T 细胞和 B 细胞等）进行免疫调节。维生素 D 缺乏导致遗传易感人群的自身免疫和感染风险增加。最近几年，维生素 D 与新冠病毒易感性和重症风险的关系备受关注，一些间接证据表明，充足的维生素 D 有助于降低新冠感染的重症风险。此外，维生素 D 在肠道免疫方面也有独特作用。

维生素 D 的食物来源很少，几乎不可能满足人体需求。同时，现在人们日晒较少，或经常使用防晒霜和遮阳伞等阻挡紫外线以保护皮肤，导致维生素 D 合成不足。因此，维生素 D 不足或缺乏是很普遍的。通过检测血液中的 25 羟 D_3 [25-（OH）D_3] 可以确诊维生素 D 缺乏或不足。日晒不足的人无须检测，每天口服补充 400 ~ 800IU（国际单位）也是可以的。具体补充方法见第二章。

维生素 E

维生素 E 是一种脂溶性维生素，具有很好的抗氧化作用，可以保护细胞膜。这对维持免疫细胞的正常功能具有重要意义。维生素 E 在免疫细胞中的浓度较高，具有调节免疫功能的作用。维生素 E 缺乏会损害人类免疫系统的正常功能，增加患呼吸道感染的风险。

不过，在日常生活中维生素 E 缺乏是很少见的。绿色蔬菜（如菠菜、西蓝花、韭菜等）、坚果（如花生、瓜子等）和植物油均含丰富的维生素 E。市面上还有不少补充维生素 E 的产品，如果经常服用的话，以每天不超过 400 毫克为宜。

B 族维生素

B 族维生素包括维生素 B_1、维生素 B_2、维生素 B_6、维生素 B_{12}、叶酸和烟酸等近十种。这些维生素各自具有不同的分子结构和生理功能，但它们都通过作为细胞内生物化学反应的辅酶来发挥作用，故被归为一族。任何一种 B 族维生素缺乏都会降低人体机能，损害免疫力。其中，维生素 B_1 缺乏、维生素 B_2 缺乏、维生素 B_{12} 缺乏和叶酸缺乏相对常见。

维生素 B_1 缺乏会出现疲乏、恶心、抑郁、沮丧、腿沉重麻木、心电图异常等症状。缺乏维生素 B_2 的症状类似常说的"上火"，会有口角炎（口角裂开、出血、糜烂、结痂）、舌炎（舌苔厚、肿胀、裂纹、疼痛）、唇炎（嘴唇发干、裂开、溃疡)、眼炎(怕光、流泪、眼易疲劳、角膜充血)、脂溢性皮炎和口腔溃疡等。叶酸缺乏导致出生缺陷(新生儿)、巨幼红细胞性贫血和高同型半胱氨酸血症等。维生素 B_{12} 缺乏会导致虚弱、食欲缺乏、便秘、消瘦,严重时可导致贫血,还会导致记忆力下降、抑郁、四肢震颤等神经系统损害的症状。

各种 B 族维生素由不同种类的食物提供,饮食必须做到多样和平衡(比如天天吃粗粮、蔬菜、水果、奶类、蛋类和大豆制品,经常吃肉类和鱼虾),而且胃肠道消化吸收功能要正常,才能满足人体所需 B 族维生素。由此不难理解,为什么市面上 B 族维生素类补充剂产品大行其道。具体补充方法见第二章。像维生素 C 一样,B 族维生素都是水溶性的,一般不会有什么毒性或副作用。

铁

在人体内,铁最引人瞩目的功能是构成血红蛋白,参与氧的运送。铁缺乏较严重时会导致贫血,缺铁性贫血是最常见的贫血。与此同时,铁既是免疫器官正常生长发育所必需的,又是免疫细胞杀菌和增殖过程所必需的,能促进 T 细胞的分化与增殖，提高中性粒细胞、自然杀伤细胞的活性。人体缺铁会导致多种免疫功能异常，降低免疫细胞的增殖数量和活性。

肉类（包括瘦肉、禽肉、动物肝脏和血液等）和鱼虾贝类是饮食铁的良好来源，而谷类、薯类、蔬菜、水果和豆类等植物性食物中的铁吸收率很低，奶类和蛋类也不是铁的良好来源。市面上很多复合维生素矿物质类产品含有铁。具体补充建议见第二章。值得注意的是，铁摄入过量时，多余的铁会被细菌利用来对抗免疫细胞。铁过量会催化产生过量的自由基，损伤组织和细胞，诱发基因突变，增加罹患肿瘤的风险。

锌

锌是人体必需的微量元素，在体内发挥多种生理功能。比如，锌能增加 T 细胞的增殖数量和活力，参与细胞因子的合成。锌缺乏可导致免疫器官胸腺萎缩，损害 T 细胞（需要在胸腺中成熟）的正常功能，进而降低机体免疫力。锌缺乏还导致食欲减退、味觉异常、伤口愈合不良、生长发育停滞和性功能减退等。有研究表明，补充锌可以提高免疫力，可将普通感冒或呼吸道感染的持续时间缩短数日。世界卫生组织和联合国基金会联合推荐，补锌可缩短儿童腹泻病程。临床上，补锌也用于治疗创伤和减轻炎症。

锌的膳食来源较广泛，贝壳类（如牡蛎、蛏子干、扇贝等）、鱼虾和瘦肉是锌的良好来源，蛋类、豆类、燕麦和花生等也含有较多的锌。市面上有很多用来补锌的口服液或颗粒剂型的产品，大多数复合维生素矿物质也含有锌。具体补充建议见第二章。

硒

硒是人体必需的微量元素，在人体中通过硒蛋白发挥多种作用，包括抗氧化、抗炎、免疫、抗病毒和抗肿瘤等。体内适宜的硒水平对维持正常的免疫功能十分重要，能增强 B 细胞、T 细胞、自然杀伤细胞等免疫细胞的活性。

在自然界中，硒是一种稀有元素，我国大部分城乡都属于低硒地区，这些地区出产的食物硒含量普遍较少，这意味着可能很难从普通食物中获得足够的硒。相对而言，海产品（如鱼子酱、海参、牡蛎、蛤蜊）和动物内脏（如猪肾）是硒的良好来源，有条件时可有意多吃一些。市面上有很多富硒食品可供选择，比如富硒大米、富硒鸡蛋或鸭蛋、富硒苹果等。还有一些专门用来补硒的药物（如硒酵母片）和保健品（硒酵母、亚硒酸钠和硒酸钠）。此外，大多数复合维生素矿物质都含有硒。具体补充方法见第二章。

辅酶 Q_{10}

辅酶 Q_{10} 的分子结构很复杂，"10"的意思是其分子结构中有一个由 10 个异戊二烯单位组成的侧链。辅酶 Q_{10} 为脂溶性，既可以从食物中摄取，也可由人体自行合成。在人体内，辅酶 Q_{10} 发挥作用的方式与 B 族维生素类似，作为辅酶参与细胞呼吸（电子传递）过程，是细胞能量代谢（氧化磷酸化）过程不可或缺的成分，还是重要的抗氧化剂和非特异性免疫增强剂，可减轻体内炎症反应。在临床上，辅酶 Q_{10} 药物常用于改善心肌代谢，保护心脏功能。

人体可以合成辅酶 Q_{10} 来满足自身需要，但在某些情况下，如老年人、感染性疾病和脏器功能衰退等，人体自行合成的辅酶 Q_{10} 可能不足，应注意从饮食中摄入辅酶 Q_{10}，一般肉类（包括动物内脏）、鱼类、坚果等食物含量较多。市面上也有辅酶 Q_{10} 作为营养补充剂售卖。具体补充方法见第二章。

抗氧化剂／植物化学物质

氧化和抗氧化都是人体内最常见的化学反应。体内的"氧化"反应一般是指活性氧或自由基抢夺其他物质（如脂质、蛋白质、核酸等）电子进而破坏它们的过程。氧化可以导致细胞功能异常，与人体衰老、炎症和肿瘤等关系密切。"活性氧"或自由基大部分来自细胞正常代谢过程，可以视为线粒体正常能量代谢的副产物，其产生不可避免。还有一些自由基来自细菌感染、组织缺氧、药物等病理过程，以及吸烟、电离辐射、空气污染、紫外线等外界因素。

体内的"抗氧化"反应则是指消灭"活性氧"或自由基，以及修复它们所造成破坏的过程。这个任务是由几种特性的酶和很多种抗氧化剂来完成的：前者是人体固有的，包括超氧化物歧化酶（SOD）、过氧化氢酶、谷胱甘肽过氧化物酶（GPx）等，通常无法通过食物或药物来直接补充；后者是通过饮食摄入的，常见的有维生素C、维生素E、β-胡萝卜素、番茄红素、叶黄素、花青素、白藜芦醇、姜黄素、多酚、类黄酮等，主要来自深颜色蔬果、豆类、坚果和全谷物等植物类食物。市面上有很多主打此类成分的营养补充剂。具体补充建议见第二章。

要强调的是，活性氧或自由基也并非一无是处，它们也表现出有利健康的一面，如免疫细胞清除病原菌，清理衰老细胞，合成胶原蛋白，合成甲状腺激素等。实际上，体内的氧化和抗氧化是一种平衡系统，一味强调抗氧化，大量补充抗氧化剂，尤其是普通食物之外的抗氧化剂产品，并不可取，甚至可能适得其反。

益生菌

益生菌（probiotic）是指对人体健康有益的活的微生物，绝大部分是细菌，常见的如青春双歧杆菌、乳双歧杆菌、嗜酸乳杆菌、副干酪乳杆菌、鼠李糖乳杆菌等。它们通过支持人体肠道正常菌群平衡来发挥多种健康作用，包括改善便秘，缓解腹泻，缓解乳糖不耐受症，防治胃肠道疾病（如肠易激综合征、溃疡性结肠炎、结肠癌、幽门螺杆菌感染等），以及调节免疫力，抗过敏等。

正常肠道（主要是结肠）含有大量微生物，据说有1000万亿个，总重量1.5千克左右，其基因数量300万个，为人类基因的100多倍。这些微生物构成了一个复杂的微生态系统，与人体"共生"，称为肠道正常菌群，对人体健康十分重要。人体肠道免疫系统有精巧的设计（黏膜屏障、分泌型免疫球蛋白 A 和一种特殊类型的辅助性 T 细胞等），既不允许这些细菌跨越肠黏膜进入组织造成感染或炎症，又不会对它们发起持续的、大规模的免疫攻击，以免累及无辜。这种平衡、稳定的免疫局面对肠道正常菌群和免疫系统双方都是非常有益的，肠道正常菌群在很大程度上抑制了致病菌从肠道入侵，甚至可以说，肠道正常菌群是肠道黏膜免疫系统的一部分。肠道正常菌群失调会导致肠道黏膜屏障的完整性受损和通透性增加，使致病菌易于穿过肠道上皮，造成免疫细胞的异常活化，产生大量炎症因子，最终导致肠道疾病的发生。

益生菌能防治肠道正常菌群失调。在临床上，益生菌类制剂经常用于治疗肠道疾病、儿童湿疹和其他过敏性疾病。市面上，益生菌也添加在酸奶或其他发酵食品中，还有很多益生菌类保健品。要强调的是，不同种类（菌株）的益生菌健康作用有所不同，没有一种益生菌是全能的。具体补充建议见第二章。

ω-3 多不饱和脂肪酸

人体内的脂肪酸总共不到 20 种，但分类却很复杂，根据脂肪酸分子中碳原子之间双键的个数分为饱和脂肪酸、单不饱和脂肪酸与多不饱和脂肪酸。多不饱和脂肪酸是指有 2 个及以上双键的脂肪酸，根据第一个双键的位置，多不饱和脂肪酸又进一步分为 ω-3 型和 ω-6 型（也可以用字母 "n" 代替 "ω"）。ω-3（读作 "欧米伽 3"）多不饱和脂肪酸主要有 DHA（全名为二十二碳六烯酸）、EPA（全名为二十碳五烯酸）和亚麻酸。ω-6 多不饱和脂肪酸主要有亚油酸、花生四烯酸等。

不论 ω-3 型还是 ω-6 型，多不饱和脂肪酸都是人体健康所需要的，各有各的益处。不过，保持 ω-3 型与 ω-6 型多不饱和脂肪酸之间的平衡是非常重要的。正常情况下，ω-6 多不饱和脂肪酸总量是 ω-3 型的好几倍，但如果体内 ω-3 多不饱和脂肪酸太少，那就不妙了。因为 ω-3 多不饱和脂肪酸可以减轻炎症反应，抑制自身免疫性疾病和肿瘤。

在普通日常饮食中，大豆油、玉米油、花生油、菜籽油等食用油含有大量的 ω-6 多不饱和脂肪酸，而含 ω-3 多不饱和脂肪酸的食用油（亚麻油、核桃油、紫苏油、鱼油等）

或食物（富含脂肪的鱼类）相对较少。这导致 ω-6 多不饱和脂肪酸总是太多，而 ω-3 多不饱和脂肪酸经常太少。在此情况下，主动摄入一些富含 ω-3 多不饱和脂肪酸的食物或补充剂有助于增强免疫力，特别是老年人、儿童和孕产妇。这些人群的具体补充建议见第三章。

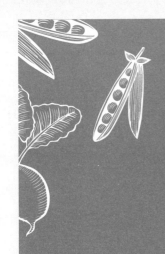

第二章

成年人
提高免疫力的
简要方法

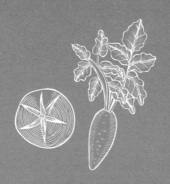

◆ 长期坚持平衡膳食

因为很多种营养素均与免疫力有关，这些营养素由不同的食物提供，所以首先要做到食物多样化。食物多样化也是健康饮食的基石。不过，有人对"多样化"有误解，以为自己吃馒头、花卷、面条、烙饼、面包、饼干等也算多样化了。其实，这些食物的主要原料都是面粉，营养成分非常接近，只是做成了不同的花样而已，并不是多样化。主食要做到真正的多样化，除了这些面粉食物之外，还应该吃大米、燕麦、玉米、小米、黑米、荞麦、青稞等。

要做到食物多样化就必须掌握食物的分类。日常食物根据营养特点大致可以分为十大类，包括主食（谷类、薯类和杂豆类）、蔬菜、水果、蛋类、鱼虾类、畜禽肉类、大豆制品、坚果、奶制品和食用油（烹调油）。每一大类又包括若干种食物，比如奶制品包括液态奶、酸奶、奶粉、奶酪等，蛋类包括鸡蛋、鸭蛋、鹅蛋、鹌鹑蛋等，大豆制品包括豆浆、豆腐、豆腐干、腐竹等未经发酵的大豆制品以及腐乳、豆酱、豆豉、纳豆等发酵的大豆制品，食用油包括大豆油、花生油、玉米油、橄榄油、亚麻籽油、芝麻油等。食物多样化首先要大类齐全，然后在每一大类中多选几种食物。具体地说，一个人每天的食物种类要达到 12 种以上，每周要达到 25 种以上（不包括盐、酱油、醋、花椒、姜等用量极少仅起调味作用的食物）。

另外，还有一种对食物多样化的常见误解是"什么都要吃，但都不要吃多"，只要是市面上出售的食物，哪怕是加工肉类（腌肉、烟熏肉、火腿、香肠、培根等）、甜点、饮料、冰激凌、油炸零食等不健康食物也主动吃一点儿。这种不加选择、见到什么吃什么的多样化也是错误的。不能为了多样化而多样化，多样化是为了健康，要多吃健康的食物，如全谷物／粗杂粮、新鲜蔬菜水果、鱼肉蛋奶和大豆制品等，少吃或不吃不健康的食物，要有所取舍才行。盲目增加食物多样性，只为凑够每天 12 种、每周 25 种食物，很可能无形中吃了很多不健康的食物，尤其是在超加工食品（指经过多道加工工序处理的食物，比如加工肉类、饮料、糖果、冰激凌、饼干、方便面、糕点、甜点、小零食、快餐汤、人造黄油等）特别流行的当下。

不论从健康饮食，还是从提高机体免疫力的角度，都应该在食物多样化的基础上坚持平衡膳食模式。平衡膳食模式一方面强调多吃健康好食物（见表2-1），另一方面要注意数量搭配（举例见表2-2）。这些食物种类和数量如何落实到一日三餐中，请看本书第四章的具体推荐和示范食谱。

表2-1　平衡膳食推荐的健康好食物种类

序号	类别	种别或说明	食材举例
1	主食类	全谷物／粗杂粮	糙米、全麦面粉、燕麦、玉米、小米、黑米
		杂豆类	绿豆、红豆、红芸豆、饭豆、扁豆、鹰嘴豆
		薯类	马铃薯、红薯、紫薯、芋头、山药
2	深色蔬菜	深绿色蔬菜	油菜、菠菜、小白菜、菜心、绿苋菜、莜麦菜、生菜、韭菜、茼蒿、西蓝花、蒜薹、青椒、苦瓜、秋葵
		红黄颜色蔬菜	西红柿、胡萝卜、彩椒、南瓜
		紫色蔬菜	紫甘蓝、紫叶天葵、紫洋葱
3	水果	新鲜水果	杧果、柑橘、猕猴桃、草莓、樱桃、蓝莓、石榴、柿子、西瓜
4	大豆制品	非发酵的	豆浆、豆腐、豆腐干、干豆腐、千张
		发酵的	腐乳、豆豉、纳豆、豆酱
5	蛋类	禽鸟类的卵	鸡蛋、鸭蛋、鹌鹑蛋、鹅蛋
6	畜禽肉类	禽肉类	鸡肉、鸭肉、鹅肉
		畜肉类	瘦猪肉、瘦牛肉、瘦羊肉

序号	类别	种别或说明	食材举例
7	鱼虾类	鱼类	带鱼、鲑鱼（三文鱼）、凤尾鱼、鲱鱼（青鱼）、西鲱鱼、龙利鱼、鳕鱼、鲅鱼（马鲛鱼）、偏口鱼（比目鱼）、多宝鱼
		其他	虾、螃蟹、牡蛎、扇贝、蛤蜊
8	奶制品	推荐不加糖的	全脂奶、脱脂奶、奶粉、酸奶、奶酪（芝士）
9	坚果类	推荐原味的	花生、西瓜子、葵花子、核桃、开心果、松仁、杏仁、腰果、南瓜子、榛子
10	食用油	大宗食用油	大豆油、花生油、玉米油、葵花籽油、菜籽油
		小品种食用油	橄榄油、油茶籽油、芥花油、亚麻油、核桃油、芝麻油

表 2-2 平衡饮食模式（1800 ~ 2200 千卡）推荐的一日食物摄入量（烹调前，可食部重量）

食物种类	女性（按1800千卡计算）	男性（按2200千卡计算）	备注
谷类	225 克	275 克	其中全谷物和杂豆 50 ~ 150 克
薯类(鲜重)	50 克	75 克	相当于 15 ~ 20 克谷类（干重）
蔬菜	400 克	450 克	其中深色蔬菜占 1/2
水果	200 克	300 克	水果与蔬菜互相不能取代
畜禽肉类	50 克	75 克	少吃加工肉类，尽量选禽肉和瘦肉
蛋类	40 克	50 克	一个中等大小的鸡蛋为 50 克（可食部）；不要丢弃蛋黄

食物种类	女性（按1800千卡计算）	男性（按2200千卡计算）	备注
鱼虾类	50克	75克	可以增加代替肉类
乳制品	300克	300克	指液态奶或与之相当量的其他乳制品
大豆	15克	25克	黄豆20克相当于北豆腐60克、南豆腐110克、内酯豆腐120克、豆干45克、豆浆360～380毫升
坚果	10克	10克	10克相当于2～3个核桃、4～5个板栗、1把松子
烹调油	25克	30克	
食盐	<5克		加碘盐
饮水	至少1500～1700毫升		饮水+食物中水分相当于2700～3000毫升
运动量	至少6000步（主动快走）；最好150分钟/星期，中等强度		

注：①表中数据参考中国营养学会《中国居民膳食指南（2022）》，人民卫生出版社，2022年4月第一版。②食物数量适用于轻体力劳动女性和男性，其他人群食物推荐量可查阅《中国居民膳食指南（2022）》第304页。

对大多数人而言，天天吃新鲜蔬菜水果、粗细搭配的主食、牛奶、鸡蛋和大豆制品，每周吃两三次鱼虾和三五次肉类，这样的生活水平应该不难达到。很多人没做到是因为缺乏营养搭配的健康意识，饮食过于随心所欲。平衡膳食、全面营养是机体免疫的基本保障，在患病之后尤其重要，不重视是不行的。

不过，在感染或患病之后，大多数人食欲下降，胃肠功能变差，摄入的食物种类和数量都明显减少。还有的人主动选择单调甚至单一的食物，比如白米粥、小米粥等。这对疾病治疗和康复是不利的。在患病后食欲下降吃不下时，应首选容易消化吸收的碳水化合物（主食类和水果），比如小米粥、白米粥、软面条、馄饨、水饺、杂粮粉、藕粉、新鲜水果、果汁、黄桃罐头等。一定要避免滴米不进，能吃下固体的馒头、全麦面包、杂粮米饭等粗细搭配的主食更佳。如果食欲尚可，能吃得下，那就要在上述碳水化合物食物基础上，适当多吃牛奶、鸡蛋、瘦肉、鱼虾和大豆制品等高蛋白食物以及蔬菜等。

总之，基本原则就是尽量增加食物多样性，哪怕胃肠功能不好只能吃米粥，那也要在米粥里掺入肉末、蔬菜碎等，用鸡蛋羹或牛奶代替一部分米粥。住院病人还可以用"特殊医学用途配方食品"（简称"特医食品"）加强营养，这种配方食品含有各种人体所需营养素，以一当十，可短期替代多样化饮食，或长期作为日常饮食的补充。

◆ 推荐适当高蛋白饮食

毋庸置疑，免疫系统的正常运转离不开蛋白质，当免疫系统清除病毒时，蛋白质的消耗也在增加。日常饮食摄入充足的蛋白质是机体免疫力的基本保障。在一般平衡饮食中，蛋白质的供能比（蛋白质提供的能量占全天总能量摄入的比例）在15%左右，或者按成年人每千克体重算大致为1克／日（60千克体重的普通成年人每天需要摄入60克蛋白质）。在患病后，为了提高免疫力，预防其他感染或促进疾病康复，要增加蛋白质摄入，即适当高蛋白饮食。蛋白质的供能比提高到20%，或按成年人每千克体重算1.2～1.5克／日（60千克体重的成年人每天摄入72～90克蛋白质），有些特殊情况还要增加至2克／日（咨询医生或营养师）。

奶类、蛋类、鱼虾、肉类和大豆制品是优质蛋白的良好来源，米、面、杂粮和杂豆类等主食也提供一些蛋白质，蔬菜（食用量较大）和坚果（食用量很小）仅提供少量蛋白质。那么，这些食物要吃多少才能达到高蛋白饮食的要求呢？这里谨以 80 克蛋白质的一日食谱为例，计算说明一下高蛋白饮食时各类食物的摄入量（均为烹调前生重或干重）：

500 毫升奶类（优质蛋白质 15 克，约 3%）

1 个鸡蛋（优质蛋白质 6 克，约 12%）

100 克鱼虾（优质蛋白质 16 克，约 16%）

60 克畜禽肉类（优质蛋白质 10 克，约 16%）

100 克豆腐（优质蛋白质 8 克，约 8%）

500 克蔬菜（蛋白质 5 克，约 1%）

200 克（干重）主食（蛋白质 20 克，约 10%）

由上述食谱可以看出，奶类、蛋类、鱼虾、畜禽肉类和大豆制品等蛋白质食物要一应俱全，分配到三餐，每餐一两种，奶类可作为加餐，合计起来蛋白质才 80 克。如果缺一种，则其他种类要加量。当患病后饮食受限吃不下这么多蛋白质时，建议额外服用乳清蛋白粉，补足蛋白质摄入量。购买乳清蛋白粉时，要注意蛋白质含量的数值，要选用蛋白质含量 ≥ 80% 的产品，每天补充 20～40 克。除乳清蛋白粉之外，大豆蛋白粉也是不错的选择。另外，很多用于口服补充的特医食品也是高蛋白的，可以在营养师指导下选用。

不过，最佳选择还是通过鱼、肉、蛋、奶这些蛋白质食物来补充蛋白质，因为它们不仅仅提供蛋白质，还提供维生素A、B族维生素、钙、铁、锌、硒等多种营养素，提高机体免疫力的作用是综合的。常见蛋白质食物的蛋白质含量和营养说明见表2-3。

表2-3 蛋白质食物的蛋白质含量和营养说明

食物种类	蛋白质含量 （近似值）	说明
奶类	3%	优质蛋白质和钙的最好来源
鱼虾	15%	易于消化，脂肪总含量较低，饱和脂肪更少，含有DHA和EPA
禽肉	16%	脂肪含量低，脂肪酸组成也优于畜类
畜肉（瘦）	16%	富含铁、锌等矿物质和维生素
蛋类	12%	优质蛋白质、磷脂、B族维生素、维生素A、维生素D、维生素E、维生素K、铁、锌、硒等营养素的重要来源，消化利用率很高，可接受度高
豆腐	8%	富含磷脂、膳食纤维、低聚糖、钙、B族维生素、大豆异黄酮等多种有益健康的物质
豆腐干	16%	

患病后康复期短时间内（数周），高蛋白饮食以蛋白质总量达标、自己爱吃又方便获得为主，不用顾及不同种类

蛋白质食物对健康的长期影响。但如果长时间（数月或成年累月）坚持高蛋白饮食，就要考虑不同种类蛋白质食物的健康程度了。一般建议摄入蛋白质食物的优先顺序为奶类或大豆制品＞鱼虾＞蛋类＞禽肉类＞红肉＞加工肉类，具体选择如下：

首先保证奶类摄入，推荐纯牛奶、脱脂牛奶、无糖酸奶、酸奶、奶粉、奶酪等，每天喝两次，合计达到500毫升或与之相当的奶制品。奶类无须烹调，格外方便。特别要强调的是，乳糖不耐受的人（喝普通奶腹胀、腹部不适等）可以饮用低乳糖牛奶或酸奶，怕胖的人可饮用脱脂奶，不推荐乳饮料或酸奶饮料。

每天吃一两次大豆制品，如豆浆、豆腐、豆腐干、干豆腐、千张、素鸡、腐竹、纳豆等，换着花样吃。素食者尤其需要加倍摄入大豆制品。

鱼虾类很值得推荐，应该每周吃三次，合计约500克。普通鱼虾类营养价值就不错，如果条件允许，有意识地多吃一些"富脂鱼"就更好了。富脂鱼是指含脂肪比较多的鱼类，比如三文鱼、带鱼、鳕鱼、鲭鱼、凤尾鱼、虹鳟、鲱鱼、西鲱鱼等，这些鱼类富含两种很特殊的脂肪酸——EPA和DHA，有助提高免疫力和心血管健康，对婴幼儿大脑和视力发育、成年人血脂健康和老年人大脑功能都有很大益处。不过，如果患有高尿酸血症或痛风的话，应该限制鱼虾类摄入，因为大部分鱼虾都是高嘌呤食物（高尿酸或痛风患者饮食要限制嘌呤摄入）。

蛋类营养价值很高，推荐每天吃一两个鸡蛋（或与之相当的其他蛋类）。蒸蛋羹、荷包蛋、煮鸡蛋和炒鸡蛋等吃法都很好，操作简单，容易获得。有一个流传甚广的错误说法是"发热时不能吃鸡蛋"，有的说因为鸡蛋是"发物"，有的说因为鸡蛋是高蛋白不利于降体温。这些理由都是站不住脚的，千万不要相信。

肉类是优质蛋白质，微量元素铁、锌，维生素 A 和 B 族维生素等营养素的重要来源，具有较高的营养价值。但是吃红肉（猪、牛、羊等哺乳动物的肉）过多，尤其是吃加工肉类（如火腿、香肠、熏肠、腊肉、腊肠、培根、腌肉、热狗、肉干、肉罐头、肉酱等）会带来一些心血管疾病、糖尿病和癌症风险。因此，高蛋白饮食时，应首选鸡肉（鸡胸肉、鸡腿肉等）、鸭肉等禽肉类，推荐煎鸡排、水煮鸡胸肉、鸡胸肉炒菜等。瘦猪肉、瘦牛肉和瘦羊肉等红肉类可以少量食用，但要少吃肥肉、五花肉、排骨、牛排、肥羊、肥牛等高脂肪肉类。最重要的是，不要吃加工肉类。加工肉类不但营养价值较低，而且 2015 年，世界卫生组织（WHO）下属的国际癌症研究机构（IARC）把加工肉类列为"I 类致癌物"，它们可导致结肠癌、直肠癌，还与胰腺癌和前列腺癌有关。"I 类致癌物"是指确定的致癌物，即有充分的证据证明对人类致癌，就像吸烟致癌一样可信。每天吃 50 克加工肉类，增加约 18% 的结肠癌和直肠癌风险。此外，动物内脏也不宜多吃，每个月可以吃二三次，但孕妇、缺铁性贫血者要多吃猪肝、鸭血等，吃动物肝脏和动物血液补铁非常有效。

最后要强调的是，适当的高蛋白饮食不但是对免疫系统的有力支持，而且对改善身体成分和代谢，增加肌肉比例，延缓老年人肌肉衰减，促进疾病康复等多个方面均有益处。适当的高蛋白饮食适用范围很广，包括普通成人、肥胖者、老年人、孕产妇、糖尿病患者、心血管疾病患者、肿瘤患者、围手术期患者等。高尿酸或痛风患者要限制摄入鱼虾和肉类，以及甜食、糕点和饮料等高糖食物，可以通过增加奶类和蛋类（嘌呤含量极低）来摄入蛋白质。高血脂（高胆固醇血症和高甘油三酯血症）和脂肪肝患者也可以进行适当的高蛋白饮食，但要注意避免摄入富含脂肪的肉类（仅推荐瘦肉）、奶类（推荐脱脂牛奶）和各种添加氢化植物油／精炼植物油／棕榈油或椰子油的加工食品。完全不适合高蛋白饮食的情形似乎只有一种，即患有肾功能不全且比较严重（用血肌酐和肾小球滤过率等指标来评价，请咨询医生或营养师），此时应限制蛋白质摄入，一般建议每天蛋白质摄入量为0.8克／千克体重。

即便是发热感冒这种急性感染性疾病，只要吃得下，高蛋白饮食也是非常有益的，有助提高机体对抗感染的免疫力。然而，我们经常听到有人说，发热感冒不能吃鸡蛋或不能吃高蛋白食物，认为进食蛋白质食物之后会产生"食物热效应"（指食物消化吸收代谢需要消耗能量并散热），对退热不利。这种担心其实是没有必要的。一餐摄入30克蛋白质，食物热效应也才三四十千卡而已，对发热的影响微不足道，不足挂齿。何况退热治疗本来的目标也并不是让体温恢复正常，而是让患者感觉不那么难受。食物热效应恰好是让自己感觉舒服的散热方式。

◆ 多途径足量补水对不同人群的好处多多

众所周知，发热感冒期间要多喝水，有助身体康复。这一方面是因为发热增加了水分散发，容易造成身体脱水，而脱水会影响身体器官或细胞的功能，包括免疫系统的功能，比如脱水导致的呼吸道干燥，会降低呼吸道黏膜的防御能力。另一方面，身体水合作用（大致可以理解为身体含水量的充足程度，通常是相对脱水状态而言的）是机体活力和良好代谢的基本保障，对提高免疫力、精神状态、认知功能和运动表现等均有重要意义。因此，从保证免疫力和促进疾病康复的角度，一定要足量饮水。《中国居民膳食指南（2022）》建议，每天至少饮水 1500 ~ 1700 毫升（7 ~ 8 杯）。天气炎热、户外活动或运动较多、出汗时还要多喝一些水，一般建议每天 2000 毫升或更多。主动或定时饮水很重要，不要等口渴再饮水，因为口渴意味着已经脱水了。

补水时，白开水、白水（指瓶装或桶装的矿泉水、纯净水等）、柠檬水、淡茶都是推荐的选择。咖啡也可以适量饮用。在发热或出汗较多时，亦可选用电解质水、运动饮料等，不但补水，还可以补钾、钠等电解质。在发热感冒进食量明显减少时，果汁、乳饮料、含糖饮料、奶茶等也可以用于补水，此时饮料中的添加糖是有益无害的（糖尿病患者除外）。尤其是患病的儿童或老年人，一些甜味的刺激有助于增加补水量。

实际上，在发热感冒期间，鸡汤、米汤、牛奶、自制饮品等液体食物，以及西瓜、柑橘等含水分较多的水果都能发挥补水作用，但不能饮酒。值得注意的是，如果食欲下降，或存在早饱或纳差等症状，在进餐时要减少液体摄入，建议在两餐之间补充水分，以避免降低进食量。另外，多喝水或多摄入液体本身并没有治疗作用，只是发挥改善机体状态和免疫力的辅助作用，所以不能认为喝水越多越好。曾有媒体报道有人因喝水太多而发生水中毒，这是一种比较罕见的低钠血症，主要原因是补水太多（比如几小时内超过4000毫升）的同时没有补钠（盐或电解质）。这种情况虽然并不常见，但饮水太多，尤其是短时间内饮水太多的情况应该避免，毕竟身体水合作用达到一定程度就饱和了，就足够了，不要喝成水肿或低钠血症。

关于身体水合作用和饮水量，《中国居民膳食指南》还给出了另一个更加实用的建议，即保证每 24 小时排尿 4 ～ 8 次，并且使尿液颜色像水一样无色或透明稍淡黄。这是一个很实用的方法，尤其是在剧烈运动、服药或发热感冒之后，一定要多喝水，喝成尿呈"水样"（无色透明）为止。

要强调的是，多喝水的建议一般不适用于肾功能不全或者有水肿的病人。此类患者的液体摄入要"量出为入"，即根据尿量来确定饮水量，以免增加肾脏的排水负担。心脏功能不好或高血压患者也不建议大量饮水。比较而言，痛风或高尿酸者应该长期坚持多喝水（比如每天 2500 ～ 3000 毫升），多排尿，促进尿酸排泄，有助于降低血尿酸，尤其是在进食高嘌呤食物之后，作用更加明显。痛风或高尿酸者饮用苏打水（这里特指配料中有碳酸氢钠，又不添加糖的），可以使尿液轻度碱化，有助于肾脏排泄更多尿酸。肾结石患者也要养成大量饮水的习惯，有助预防肾结石复发。低血压者要大量饮水，增加血容量，改善低血压。

◆ 额外补充营养素

营养素缺乏会损害机体免疫系统的功能，降低免疫力。营养素充足则有助于增强机体免疫力。这里说的营养素充足不仅仅是指饮食搭配得更合理，注意营养全面平衡，还应该强调体内营养素储备要充足，尤其是蛋白质、维生素 C、维生素 D、维生素 A、B 族维生素、铁、锌、硒、ω-3 多不饱和脂肪酸等与免疫力关系十分密切的重要营养素，以及益生菌、益生元、抗氧化剂或植物化学物等保健成分。平时要通过日常饮食均衡搭配、多吃健康食物来摄入这些营养素；在疾病流行期间，从预防疾病的角度可以额外服用一些营养素补充剂；一旦患病就更要有针对性地补充足量的营养素。平衡饮食和营养素补充剂都是解决营养素缺乏，加强营养提高免疫力的可行措施。从长期（常年累月）健康来看，平衡饮食更重要、更划算也更安全，应该优先选择平衡膳食而不是营养素补充剂，但从短期（数周或数月）防治疾病的角度，选择营养素补充剂更快捷，更容易补充到位，尤其是所需剂量较大时，或食欲受限吃不下时，额外服用营养素补充剂是可取的，但要严格遵照产品说明书，或由专业人员指导，以避免盲目和过量服用。维生素 A、维生素 D、铁等营养素过量补充会产生一定的毒性，或带来安全隐患。

双管齐下补充维生素 C

新鲜蔬菜水果是维生素 C 的良好来源，多吃蔬菜水果是健康饮食的主要特征之一，普通成人每天吃新鲜蔬菜 500 克（1 斤）左右和新鲜水果 250 ～ 500 克，也有助于提高机体免疫力。维生素 C 含量最高的 10 种蔬菜是柿子椒、芥蓝、豌豆苗、油菜薹、辣椒（青椒、尖椒）、菜花、红薯叶、苦瓜、西蓝花和萝卜缨（小萝卜）。维生素 C 含量最高的 10 种水果是刺梨、酸枣、冬枣、沙棘、中华猕猴桃、红果（大山楂）、草莓、木瓜（番木瓜）、桂圆和荔枝。这些蔬菜水果的维生素 C 含量见表 2-4。

表 2-4 维生素 C（VC）含量最高的 10 种蔬菜和水果
（以可食部计）

排名	蔬菜名称及 VC 含量 （毫克 /100 克）	水果名称及 VC 含量 （毫克 /100 克）
1	柿子椒（130）	刺梨（2585）
2	芥蓝（76）	酸枣（900）
3	豌豆苗（67）	冬枣（243）
4	油菜薹（65）	沙棘（204）
5	辣椒（青椒、尖椒）（62）	中华猕猴桃（62）
6	菜花 / 花椰菜（61）	红果 / 大山楂（53）
7	红薯叶（56）	草莓（47）
8	苦瓜 / 凉瓜（56）	木瓜（43）
9	西蓝花 / 绿菜花（51）	桂圆 / 龙眼（43）
10	萝卜缨（51）	荔枝（41）

　　一般来说，深色蔬菜（绿色、红黄色、紫黑色蔬菜）和深色水果含维生素 C 较多，含 β - 胡萝卜素、钾、膳食纤维和植物化学物也比较多，它们的健康价值是综合性的，非常值得推荐。由表 2-4 可知，大多数新鲜蔬菜水果的维生素 C 含量低于 50 毫克 /100 克或 40 毫克 /100 克，但只要每天摄入 500 克（1 斤）新鲜蔬菜和 250 克（半斤）水果，维生素 C 的摄入量就比较容易达到 100 毫克 / 日 [中国营养学会制定的"推荐摄入量"（RNI）] 或 200 毫克 / 日 [中国营养学

会制定的"预防慢性病的建议摄入量"（PI）]。但值得注意的是，炖、煮、煲汤等加热时间较长的烹调方式会严重破坏蔬菜或水果中的维生素C，腌制蔬菜、榨果汁、果干或蔬菜干等维生素C含量也明显减少。

在现实生活中，很多人新鲜蔬菜、水果吃得不够多（合计少于600克／日），或者以维生素C含量较少的蔬菜（如黄瓜、莴笋、茄子、南瓜、洋葱、四季豆和西葫芦等维生素C含量均<10毫克/100克）和水果（如苹果、梨、桃、香蕉和西瓜等维生素C含量均<10毫克/100克）为主，导致其维生素C摄入量不足。另外，从提高免疫力预防感染或促进康复的角度，建议每天摄入500～1000毫克维生素C，如果正处于感染期（有发热、咳嗽、咽痛等症状）则建议在2～4周内每天摄入维生素C2000～3000毫克（中国老年保健协会等机构《关于加强基础营养防止中老年人群新型冠状病毒感染轻症转重症专家共识》）。在这些时候，就需要在多吃蔬菜水果的基础上，额外服用维生素C补充剂。

现在市面上有售各种剂型的维生素C补充剂，如维生素C泡腾片、维生素C咀嚼片、维生素C丸、维生素片、维生素C饮品等，还有大部分复合型维生素矿物质都含有维生素C。不论哪种剂型，其维生素C含量高低都是最重要的指标，购买时要特别留意这些产品中维生素 C 的含量，经常会相差很大。以维生素 C 泡腾片为例，有的产品一片含维生素 C1000 毫克，有的产品一片含维生素 C100 毫克，相差十倍，或者说前者一片顶后者十片。

维生素 C 泡腾片喝起来像饮料，有很多人喜欢它。不过，泡腾片会添加碳酸氢钠，含钠（盐）比较多，仅适合短期（数周）应用，长期摄入的话恐怕对血压不利。此外，有商家宣传说天然维生素 C 的效果更好，这不过给商家抬高价格找了个借口而已，药店里几块钱一瓶的维生素 C 效果就不错，不次于天然维生素 C。所以没必要花很高的价钱买所谓的天然维生素。不仅维生素 C，其他维生素补充剂也是这样。

除提高免疫力之外，补充维生素 C 还可以促进铁吸收（随餐服用），有助防治缺铁性贫血；维生素 C 具有抗氧化作用，并能促进胶原蛋白合成，对皮肤、骨骼和血管健康有益；维生素 C 能促进胆固醇转化为胆酸排出体外，对血脂也有益处。因此，在日常生活中补充维生素 C 并不少见。但再强调一遍，补充维生素 C 一定要注意控制好剂量，避免过量补充。在发热、感冒、感染、过敏、缺铁性贫血等特殊情况下，可以短期（数周）大剂量补充维生素 C（每日二三千毫克或遵医嘱）。但日常长期（数月或数年）补充维生素 C 每天最好不要超过1000毫克，否则会增加患肾结石的风险。

另外，除非是出于防治缺铁性贫血的目的，否则不要长期随餐服用维生素C补充剂（建议饭前或饭后2小时服用维生素C），以免导致铁吸收过多。铁吸收过多（铁过载）会损害免疫功能，增加癌症（比如结肠癌）、心脏病、糖尿病与神经退行性疾病（比如阿尔茨海默病）的患病风险。

强烈建议补充维生素D

不论年轻人还是老年人，不论预防疾病还是从疾病中康复，建议补充维生素D都有两个强有力的理由：一是从调查数据看，全人群维生素D缺乏的比例很高，中老年人维生素D不足或缺乏者十之八九，青年人和儿童也超过一半；二是从生理功能看，维生素D作用十分广泛，除了调节钙磷代谢，促进钙的吸收和骨化，维生素D还参与免疫系统疾病、皮肤疾病、肿瘤、心血管疾病和精神疾病的防治，对老年人肌少症的防治作用尤其引人关注。

日常饮食中仅有很少数食物含有维生素D，比如三文鱼和真鳕、黄线狭鳕、裸盖鱼、犬牙鱼、金枪鱼、沙丁鱼和鳟鱼等深海鱼类，以及动物肝脏、蛋黄和干蘑菇等。单纯依靠食物几乎很难获得充足的维生素 D（一般饮食提供的维生素 D 很难超过 150IU ／日），人体需要的维生素 D 主要由皮肤在阳光（紫外线）照射下合成。

户外活动、晒太阳（紫外线）可以增加维生素 D 合成。从促进骨骼健康和预防骨质疏松的角度，一般建议多进行户外活动或适当晒太阳。但从保护皮肤的角度，则建议减少日晒或加强防护（紫外线）。美国皮肤科学会关于维生素 D 立场声明就指出，不应该依靠无防护的紫外线暴露（晒太阳）来获得维生素 D，建议通过富含维生素 D 的天然食物或强化食品和／或维生素 D 补充剂来摄入维生素 D。

关于补充维生素的具体剂量要针对不同的情况而定。从满足钙磷代谢基本需要的角度，建议长期补充维生素 D400 ～ 800IU ／日（10 ～ 20 微克／日）；从防治骨质疏松、老年人肌少症、常见慢性病和感染性疾病的角度，建议长期补充维生素 D1000 ～ 2000IU ／日。根据中国营养学会《中国居民膳食营养素参考摄入量（2013）》建议，维生素 D 的可耐受最高摄入量（UL）是 2000IU ／日，也就是说，只要维生素 D 补充剂量在 2000IU ／日以下，即便长期补充也是安全的，不必担心维生素 D 过量或中毒。如果检测血清 25 羟 D_3 确定维生素 D 缺乏或不足，则建议短期（2 ～ 4 周）大剂量补充维生素D，每天口服5000～50000IU维生素D_3（中国老年保健协会等机构《关于加强基础营养防止中老年人群新型冠状病毒感染轻症转重症专家共识》）。

不同的维生素D补充剂产品中维生素D的含量差别很大，从每片／丸100IU（2.5微克）到10000IU（250微克）不等，购买时一定要注意产品中维生素D的具体含量。复合维生素矿物质类产品或钙剂中维生素D含量通常较低，一般不超过400IU／粒。维生素AD制剂（鱼肝油类产品）中维生素D含量从500IU／丸到3000IU／丸不等。单纯维生素D补充剂产品大致规律是国产的含量较低，进口的含量较高。此类产品的批准文号也各不相同，有的是OTC（非处方药），有的是保健食品，有的是普通食品。不论哪种批准文号，维生素D含量都是产品最关键的指标。

因为维生素D是脂溶性的且吸收率很高，在身体内可以大量储存，所以补充维生素D既可以采用少量多次的补充方式，也可以集中大量补充。比如，连续五天每天服用1000IU与五天只服用一次5000IU的效果是相似的。减少服用次数并加大单次服用剂量可能是比较便捷的补充方式。

另外，除了维生素D_3之外，维生素D还有维生素D_2、活性维生素D等多种药物类型，其功能与维生素D_3相似，但活性强弱各有不同。本书推荐补充的是最常用的维生素 D_3，其他类型的维生素 D 请遵医嘱使用。

B 族维生素也要补充

维生素 B_1、维生素 B_2、维生素 B_6、维生素 B_{12}、烟酸、叶酸等 B 族维生素由不同种类的食物提供，其中，维生素 B_1、维生素 B_{12} 和叶酸的食物来源有限，故容易缺乏。维生素 B_1 主要由全谷物／粗杂粮、鱼虾和肉类、豆类和坚果提供；维生素 B_{12} 主要由鱼虾、肉类和蛋类提供（素食者很容易缺乏）；叶酸主要由蔬菜和蛋类提供（但吸收利用率较低）。维生素 B_6 和烟酸的食物来源较多，一般不容易缺乏；能提供维生素 B_2 的食物种类较多，但含量都不高，所以维生素 B_2 也容易缺乏。

显然，长期坚持平衡膳食，把日常饮食搭配好，是避免 B 族维生素缺乏的根本方法。考虑到多数人饮食的营养搭配不尽如人意，难以做到足够的平衡，B 族维生素摄入不足或缺乏的情况并不少见。比如，孕期膳食指南和保健指南均建议从备孕开始就要额外服用叶酸补充剂（400 ~ 800 微克／日）；老年人胃酸分泌减少，影响维生素 B_{12} 吸收，应该额外补充；素食者缺乏维生素 B_{12} 的风险较高，应该注意补充；服用二甲双胍的糖尿病患者也应该补充维生素 B_{12}。在我们看来，只要饮食搭配不够平衡，比如全谷物／粗杂粮、豆类和坚果摄入较少，鱼虾摄入不足，蔬菜水果摄入不足等，就要额外补充 B 族维生素。尤其是从增加体内营养素储备以应对感染性疾病的角度出发，这样做更有必要。

患感染性疾病后建议补充 B 族维生素。一方面是因为饮食受限或不够平衡会缺乏 B 族维生素，而缺乏 B 族维生素会损害机体免疫力；另一方面是因为 B 族维生素都是水溶性的，即使补充剂量多一些，或长期（数月）补充也无须担心有什么毒性或副作用，它们普遍很安全。补充 B 族维生素时，有两类产品可以选择。一类是复合维生素矿物质，此类产品普遍含有各种 B 族维生素，其剂量大致符合各种维生素矿物质的"推荐摄入量"[RNI，中国营养学会《中国居民膳食营养素参考摄入量（2013）》]；另一类是单独的某种维生素，如维生素 B_1（硫胺素）、维生素 B_2（核黄素）、维生素 B_6、维生素 B_{12}（甲钴胺）、叶酸等，此类产品中 B 族维生素的剂量较大，但短期（数周）应用仍然是很安全的，建议在感染后按说明书服用此类产品。

选购复合维生素矿物质或单独购买某种 B 族维生素时，

OTC（非处方药）或保健食品批准文号的产品均可，也可以网购国外的"普通食品级"的此类产品，相对便宜，性价比更高。不论选择哪类产品，都要注意产品成分中铁含量不能太高（除非是给缺铁性贫血患者或者孕妇服用），也不要含碘（国外的复合维生素矿物质里经常含有碘）。因为我国实行食盐加碘制度，通过加碘盐摄入的碘已经足够（孕妇和乳母除外），如果再吃含碘的营养补充剂，很可能导致碘过量，碘过量会导致甲状腺疾病。总之，选择复合维生素矿物质产品时，并不是营养素种类越全越好、含量越高越好。

补充维生素 A 保护呼吸道

维生素 A 缺乏会增加呼吸系统传染病概率，易发生反复呼吸道感染，包括感冒、流感、支气管炎和肺炎等。饮食中维生素 A 有两大来源。一个是全脂奶类、蛋类、鱼虾、肉类和动物肝脏等动物性食物（这些食物也都是高蛋白的）；另一个是深色蔬菜水果，如西蓝花、菠菜、芹菜叶、豌豆苗、胡萝卜、南瓜、青椒、柿子、杧果和杏等，这些蔬菜水果含 β - 胡萝卜素，在人体内一部分 β - 胡萝卜素可以转化为维生素 A，从而起到补充维生素 A 的作用。因为维生素 A 或 β -

胡萝卜素的食物来源较多，所以正常饮食时维生素A缺乏较少见，除非饮食受限或有挑食、偏食等不良习惯。

维生素A或β-胡萝卜素是复合维生素矿物质类产品中最常见的成分之一，尤其是β-胡萝卜素的颜色和味道都不错，大多数复合维生素矿物质类产品都会添加。理论上，β-胡萝卜素转化为维生素A的效率并不高，但这在实践中并非缺点而是优点。因为未转化为维生素A的那部分β-胡萝卜素本身也发挥抗氧化、增强免疫力等生理功能。而且，β-胡萝卜素即使多补充一些（比如每天5000IU或更多），也没有什么毒性，更不会引起维生素A过量中毒。相比而言，直接服用维生素A时，如果剂量太大或时间太长，就有可能导致中毒。直接补充维生素A时一定要注意控制剂量，长期（数月或更久）补充时维生素A剂量平均每天不要超过3000IU或3000微克[中国营养学会《中国居民膳食营养素参考摄入量（2013）》建议维生素A（不包括β-胡萝卜素）的可耐受最高摄入量（UL）为3000IU／日]；短期（数周）大剂量补充维生素A的剂量应遵医嘱，避免剂量太大引起中毒。另外，孕妇不能补充大剂量维生素A，否则会增加出生缺陷的风险。

当然，补充β-胡萝卜素或其他类胡萝卜素（比如叶黄素、番茄红素、虾青素等）也并非一点儿坏处没有。一个常见的问题是出现皮肤黄染，即让皮肤变黄色或菜色，其原因是过多的类胡萝卜素沉积在皮肤脂肪细胞、皮脂腺细胞和真皮细胞里。这种情况并不会导致什么实际损害，也不会影响这些细胞的正常功能，停止补充类胡萝卜素后可自行逐渐消退。不单补充类胡萝卜素，短时间内吃很多橘子、胡萝卜、西红柿等富含类胡萝卜素的天然食物有时也会出现这种皮肤黄染的情况。

补充 β-胡萝卜素还有一个让人放心不下的问题。大约 30 年前有一项在芬兰进行的大规模人群试验研究发现，吸烟者服用大剂量 β-胡萝卜素并未像预期的那样降低肺癌发生率，反而让肺癌发生率有所增加。这个发现直接导致该试验无法继续进行下去。在那之后又有一些类似的试验，但补充 β-胡萝卜素会不会致癌的结论很不一致，有的研究结果支持，有的研究结果反对。

综上，我们建议通过日常饮食，主要是奶类、蛋类、鱼虾和肉类等高蛋白食物和深色蔬菜水果等来摄入充足的维生素 A 和 β-胡萝卜素（以及其他类胡萝卜素）。当这些食物摄入不足时，可以在一段时间内（数周或数月）服用维生素 A 或 β-胡萝卜素，但要注意剂量不能太大，以避免过量中毒。一般复合维生素矿物质类产品中的维生素 A 或 β - 胡萝卜素的剂量都不会太大，按照说明书服用不必担心过量中毒。为了防治呼吸道感染，短期内单独补充大剂量维生素 A 时要遵医嘱。

贫血者一定要补铁

这里的贫血是指缺铁性贫血，而不包括地中海贫血、溶血性贫血或其他原因导致的贫血。顾名思义，缺铁性贫血是因为铁缺乏导致的贫血，铁是非常关键的造血原料，缺铁导致血液中血红蛋白（Hb）合成不足，而血红蛋白是血液运输氧气的关键载体。在临床上，男性血红蛋白 <120 克／升或女性血红蛋白 <110 克／升即可诊断为贫血。贫血的主要症状有面色苍白、心慌气短、免疫力下降、抗寒能力降低以及活动和劳动耐力下降等。缺铁性贫血是临床上最常见的贫血，在老年人、孕产妇和儿童等人群中有较高的患病率。

实际上，铁缺乏在导致血红蛋白（Hb）浓度下降和出现各种贫血症状之前，也就是在确诊贫血之前，就已经开始损害人体免疫力了。饮食中铁的良好来源是瘦肉（瘦猪肉、瘦牛肉、瘦羊肉等）、动物肝脏（猪肝、羊肝、鸡肝等）和动物血液（猪血、鸭血、羊血等）等，这些食物铁含量多，吸收率高，还能促进其他食物中铁的吸收。相比而言，谷类、豆类、薯类、蔬菜水果、坚果等植物性食物以及蛋类和奶类要么含铁很少，要么很难吸收，都不是铁的良好来源。因此，素食者和肉类摄入量很少的人容易缺铁。胃酸不足、消化不良、胃溃疡、胃癌、十二指肠溃疡、炎症性肠病、慢性腹泻、结肠息肉、结肠癌、痔疮出血等胃肠道疾病和肾脏疾病，以及女性月经过多、子宫肌瘤等妇科疾病，也容易引发铁缺乏。此外，老年人因胃酸分泌减少容易缺铁；妊娠期胎儿发育需要更多的铁，故孕妇容易缺铁；儿童青少年生长发育迅速对铁需求量增大，也容易缺铁。在临床上，可以通过检测血清铁蛋白来判断是否缺铁，一般认为血清铁蛋白＜15微克／升即为铁缺乏［中华医学会血液学分会《铁缺乏症和缺铁性贫血诊治和预防的多学科专家共识（2022年版）》］。

缺铁性贫血者应尽快补铁治疗，否则会严重降低身体机能，损害身体健康。一般建议补铁食物与补铁药物"双管齐下"。补铁食物是指前述瘦肉、动物肝脏和动物血液等，以及加铁酱油、加铁奶粉等强化铁的食物。补铁药物有很多，常见的有多糖铁复合物、富马酸亚铁、琥珀酸亚铁、蛋白琥珀酸铁、葡萄糖酸亚铁和硫酸亚铁等口服补铁药物。补铁药物一定要遵医嘱或严格按照药品说明书服用，比如若无明显胃肠道副作用，就不应将铁剂与食物一同服用；服用铁剂时间要长一些（具体请遵医嘱），不但要纠正贫血，还要让体内的储存铁足够多。一般性铁缺乏还没导致贫血的，也应该在多吃补铁食物的基础上额外补铁，建议选用含铁的复合维生素矿物质。一方面是因为此类产品中铁的剂量比较适中，副作用较小，即使服用时间长一些也不会铁过量；另一方面，有时候叶酸、维生素 B_{12} 等维生素缺乏也会导致贫血，补充维生素 C、维生素 A、维生素 B_6、维生素 B_2 等维生素也有助于纠正铁缺乏或贫血。在临床上，治疗缺铁性贫血或铁缺乏时还要查找病因（比如前述消化道疾病或妇科疾病），针对病因采取治疗措施才能标本兼治。

服用铁补充剂一定不能过量，不缺铁的人不应该长期补铁。因为铁是体内重要的氧化因素，体内铁过量（铁过载）会增加患心脏病、肝硬化和糖尿病的风险，还与肿瘤、阿尔茨海默病的发生发展有关。在临床上，如果检测血清转铁蛋白饱和度＞45%（女性）或＞50%（男性），就可以判定铁过量。

锌和硒可用复合维生素矿物质类产品补充

缺锌不但会降低机体免疫力，还会导致食欲减退、儿童生长发育停滞和成年人性功能减退等问题。日常饮食中锌的良好来源是贝壳类海产品（如牡蛎、蛏子干、扇贝等）、瘦肉（猪、牛、羊等的瘦肉）和动物内脏，蛋类、豆类、全谷物和花生等也含有较多的锌。

葡萄糖酸锌、柠檬酸锌、甘草锌和醋酸锌等是常见的锌补充剂，可短期用于治疗锌缺乏以及急性感染性腹泻等疾病。一般复合维生素矿物质类产品也都含有锌，可用于预防锌缺乏。按照中国营养学会《中国居民膳食营养素参考摄入量（2013）》的建议，成年人每天锌的推荐摄入量（RNI）为 12.5 毫克（男性）和 7.5 毫克（女性）。锌的可耐受最高摄入量为 40 毫克／日，只要不超过这个限量，即使长期补锌也不用担心过量。一般复合维生素矿物质类产品中的锌都不会超过这个限量。

与锌不同，硒是一种很容易缺乏的矿物质，因为各类食物的硒含量受到地域（土壤和水质等）限制。我国东北、华北、西北、西南等大部分地区属于缺硒地区，这些地区出产的粮食、蛋类、肉类和蔬菜水果等天然食物硒含量较低。但也有个别地方是高硒地区，如湖北恩施、陕西安康、贵州开阳、浙江龙游和山东枣庄等，这些地方出产的食物大都是天然的富硒食品，比如富硒大米、富硒鸡蛋或鸭蛋、富硒茶、富硒苹果等。当然，现在很多地方都通过人工技术生产各种各样的富硒食品。这些天然的或加工的富硒食品是饮食中硒的良好来源。除此之外，鱼子酱、海参、牡蛎和蛤蜊等海产品和猪肾等也含较多硒。

在临床上，补硒药物（如硒酵母片）常用于治疗桥本甲状腺炎或亚临床甲减，以降低自身抗体水平或甲状腺过氧化物酶抗体水平，应按药品说明书或遵医嘱服用。除硒酵母片外，亚硒酸钠和硒酸钠等也用于一些补硒的保健食品，选用此类产品一定要注意硒的含量。根据中国营养学会《中国居民膳食营养素参考摄入量（2013）》的建议，普通成年人硒的推荐摄入量（RNI）为 60 微克／日，可耐受最高摄入量（UL）是 400 微克／日。补硒最多不要超过 400 微克／日（短期临床治疗除外）。有研究发现，补充硒 800 微克／日一段时间后即可导致中毒。一般复合维生素矿物质类产品中硒含量接近推荐摄入量（RNI），是补充硒的安全方法。

辅酶 Q_{10} 看情况补充

辅酶 Q_{10} 的作用与 B 族维生素类似，是细胞量代谢不可缺少的。辅酶 Q_{10} 广泛存在于植物和动物组织中，尤其是肉类、鱼类、坚果等食物含辅酶 Q_{10} 较多。与 B 族维生素不同的是，人体还可以自行合成辅酶 Q_{10}，但老年人或患病后辅酶 Q_{10} 合成能力降低，可能无法满足需求。在临床上，作为非处方药（OTC），辅酶 Q_{10} 主要用于改善心肌代谢，保护心脏，辅助治疗病毒性心肌炎、慢性心衰、冠心病、脑血管障碍等，以及肝炎、放化疗副作用等，有口服和注射两种药物剂型，要遵医嘱使用。辅酶 Q_{10} 已被列入我国《保健食品原料目录》，其保健功能为抗氧化和增强免疫力，推荐的补充量是 30 ～ 50 毫克／日。

在新冠肺炎等感染性疾病发生时，建议每天补充 100 ～ 300 毫克辅酶 Q_{10}，连续补 2 ～ 4 周，然后减半量再补 1 ～ 2 周，有心血管疾病的老年人可按照最高剂量服用（中国老年保健协会等机构《关于加强基础营养防止中老年人群新型冠状病毒感染轻症转重症专家共识》）。

抗氧化剂可补一两种

因为氧化和抗氧化是生物界普遍存在的化学反应，所以自然界中的抗氧化剂是非常多的，如维生素 C、维生素 E、硒等基础营养素，以及 β - 胡萝卜素、番茄红素、叶黄素、虾青素、花青素、白藜芦醇、姜黄素、多酚、类黄酮、大蒜素等植物化学物。这些抗氧化剂大多具有提高人体免疫力的功能，有些还具有抗炎作用，或对血脂、血压和血糖等代谢指标有益。

日常饮食中的抗氧化剂主要来自深色蔬菜水果、豆类、坚果和全谷物等植物类食物，尤其是绿叶蔬菜（油菜、菠菜、菜心等）、十字花科蔬菜（西蓝花、紫甘蓝等）、胡萝卜、西红柿、大蒜、紫洋葱、紫薯、黄豆、红豆、绿豆、黑米、玉米、柑橘、蓝莓、枸杞、沙棘、咖啡、茶、红葡萄酒、亚麻籽和奇亚籽等。建议平时要多摄入这些富含抗氧化剂的食物。实际上，富含抗氧化剂也是健康饮食的基本特征之一。

这些抗氧化剂也被制成各式保健食品或营养食品售卖，比如葡萄籽提取物（花青素）、银杏叶提取物（类黄酮）、绿茶提取物（茶多酚）、大蒜提取物（大蒜素）、大豆异黄酮、叶黄素、虾青素等。除了前述推荐的维生素 C、β - 胡萝卜素、硒和维生素 E 之外，从提高免疫力的角度，还可以选一种植物化学物作为日常饮食的补充，并严格按照说明书服用，不要盲目增加补充剂量，也不要同时吃好几种抗氧化剂。就像维生素一样，抗氧化剂也不是越多越好、越强越好。

益生菌可酌情选用

益生菌与肠道黏膜免疫息息相关，而肠道黏膜免疫系统是机体免疫系统的重要组成部分之一。众所周知，肠道菌群在很大程度上决定了肠道健康，并进而影响全身健康。饮食对肠道菌群平衡有重要影响，保持以植物类食物（谷类、蔬菜水果、薯类、豆类和坚果等）为主，动物类食物为辅的饮食模式对肠道菌群平衡是非常重要的。一般认为，高蛋白饮食会促进肠道菌群中腐败菌生长，不利于肠道菌群平衡，但从提高机体免疫力的角度，适当的高蛋白饮食是值得推荐的。使用抗生素也会破坏肠道菌群平衡，但很多感染性疾病的治疗离不开抗生素。在这些情况下，补充益生菌来调节肠道菌群平衡是必要的、有益的。此外，很多益生菌类药物也用于治疗肠道疾病（如炎症性肠病、腹泻、便秘等）、过敏和婴幼儿湿疹等。

食品中益生菌主要应用于发酵乳制品（酸奶和活性乳酸菌饮料）、益生菌类保健食品、固体饮料、压片糖果、特殊医学用途配方食品、婴幼儿配方食品等。选用益生菌产品的关键是看具体的菌株（strain）。益生菌发挥健康功效具有菌株特异性，哪怕是同一种细菌，其不同来源菌株的作用也很可能是不一样的。不同菌株一般用字母和数字编码加以区别，如青春型双歧杆菌 DM8504 株、长双歧杆菌 NQ-1501 株等。按照国家市场监督管理总局《益生菌类保健食品申报与审评规定（征求意见稿）》，益生菌类保健食品申报时，要提供菌种在株水平上具有功能作用的研究报告、科学文献等。益生菌发挥健康调节作用通常较慢，不会立竿见影，一般要几周时间才慢慢起效，对腹泻、便秘或其他都是如此。

就提高免疫力而言，目前并没有统一的菌株可以推荐。选择益生菌产品时，既要根据自己的需求，又要充分了解自己服用的益生菌及其配料（中国营养学会《益生菌与健康专家共识 2019》）。一般建议益生菌补充剂量每天在 $10^8 \sim 10^{11}$ CFU（细菌菌落数）范围内，在此范围内，剂量越高，效果越好。另外，多个菌株混合在一起的益生菌产品可能好于单菌种产品。服用益生菌的方式要按产品说明书操作，一般用不超过 40℃ 的温水餐后服用。要知道，益生菌必须是活的才会有好的效果，一旦被高温或胃酸杀死，效果就大打折扣了。

益生菌要么分离自健康人的肠道菌群，要么分离自具有长期安全食用历史的发酵食品，目前尚无证据表明长期食用益生菌有什么不良反应。因此，正常人群食用益生菌是安全的。但对于患有严重感染或有免疫缺陷的病人，应遵医嘱谨慎使用益生菌类产品（中国营养学会《益生菌与健康专家共识 2019》）。

市面上还有一类产品叫"益生元"，有人经常把它与益生菌搞混。益生元（prebiotic）是指低聚果糖、低聚半乳糖、低聚木糖、大豆低聚糖、乳果糖等低聚糖，大致可以理解为肠道有益菌或益生菌的"食物"，可以支持肠道有益菌或益生菌生长繁殖，有助维持肠道菌群平衡，借此发挥健康效益。大豆、菊芋（洋姜）、菊苣、洋葱、大蒜、芦笋、蜂蜜、香蕉等天然食物含有较多益生元。还有一些益生元来自提取或合成，添加在加工食品中，如配方奶粉、婴儿食品、乳制品、饮料等，或者用于保健食品。菊粉是最常用的益生元之一，可以按照说明书食用。

蛋白质粉是很有用的

在正常饮食情况下,每天通过吃鱼、肉、蛋、奶和大豆制品很容易获得蛋白质,没必要额外补充蛋白质粉,哪怕是前述高蛋白饮食也不一定非吃蛋白质粉不可,毕竟这些高蛋白食物营养素相对更全面一些。但是,患病后饮食受限,或很多老年人进食量较少,还有些人需要很多蛋白质(比如低蛋白血症,围手术期、新冠感染后人群,健身人士等),这时蛋白质粉就是便捷有效的补充方式了。

目前还没有人工合成蛋白质的现实技术,市面上的蛋白质粉都是从某类食物中分离提取的,比如,常见的乳清蛋白粉是从牛奶中提取的;大豆蛋白粉是从大豆中提取的;胶原蛋白是从动物皮(比如鸡皮、鱼皮)或骨骼(比如猪骨、鸡骨等)中提取的;豌豆蛋白粉是从豌豆中提取的;酵母蛋白粉是从酵母中提取的;昆虫蛋白粉是从昆虫的卵、幼虫、成虫或蛹中提取的;牛初乳本质上也是蛋白质。还有一些蛋白粉产品用上述几种蛋白质混合生产,以降低成本。在这些不同来源的蛋白质粉中,临床应用较多的是乳清蛋白粉,它不但氨基酸评分(一种衡量蛋白质营养价值的指标)很高,而且关于其临床效果的研究证据较充分。

因病需要摄入蛋白质粉时，一般会首选乳清蛋白粉。但乳清蛋白粉的口感较差，远不如大豆蛋白粉好喝（好喝的产品更容易长期坚持），而且牛奶过敏的人不能食用乳清蛋白粉，这时也可以选用大豆蛋白粉。有些大豆蛋白粉经过配方调整，其氨基酸评分也很高，不次于乳清蛋白粉。相比而言，胶原蛋白的氨基酸评分较低，整体营养价值较差，此类产品宣称对皮肤或骨骼有特殊作用，引起很多争议。其他来源的蛋白粉也经常宣称在某一方面有特殊作用，甚至针对某些特定疾病，但这方面的研究证据并不充分，临床应用不多。

此外，"小分子肽""短肽"类产品其实是蛋白质加工之后得到的。这类产品溶解性更好，更容易消化吸收，更适合消化吸收功能较差的人，但若宣称对某些疾病具有特殊的调节作用，还缺少足够的科学证据。

除了蛋白质来源或种类，购买蛋白质粉产品时最重要的指标是蛋白质（或肽）的含量。市面上蛋白质粉产品执行不同的产品标准，有的属于保健食品，有的属于固体饮料，有的属于特医食品，这导致不同产品中蛋白质含量相差很大，比如有的乳清蛋白粉中蛋白质含量高达90%，有的仅为30%。显然，从营养价值角度要选蛋白质含量较高的产品

（蛋白质含量≥80%）。但蛋白质含量较低的产品也不是一无是处，此类产品添加了其他成分，故口感较好，而且价格相对低廉。值得注意的是，按照有关管理要求，前述肽类（或蛋白肽）产品也只是标注蛋白质含量，而不会标注"肽"的含量，更不会标注"肽"的大小。

补充蛋白质粉时，既可以像吃药一样，每天固定时间（比如晚上）口服一次，也可以像吃零食一样，不用固定时间吃，还可以把蛋白质粉混入米粥、牛奶、蛋羹、馒头（和面时掺入）等食物中一起食用。具体用量要根据每日饮食蛋白质摄入情况估算，日常饮食中鱼、肉、蛋、奶和大豆等蛋白质食物摄入量越少，则需要额外补充的蛋白质粉越多。一般建议每天补充10～30克（以蛋白质计），或按照产品说明书建议服用。

提高免疫力的保健品或滋补品作用平平

一直以来，市面上就有不少声称可以增强免疫力的保健品或营养滋补品，有很多还是经过正式审批的保健食品，如灵芝孢子粉、蜂胶、松花粉、海参、虫草、螺旋藻等传统滋补品，以及黄芪、白术、西洋参、绞股蓝、玉竹、麦冬、淫羊藿、茯苓和薏苡仁等中药材的提取物。但这些保健食品的功效都只有一些小鼠实验和初步的抗病毒、抗感染实验，并没有人体临床实验来支持。毕竟人吃了这些产品跟动物是不一样的，未必有同样的效果。还有一些营养品没有经过有关部门的审批，法规上是不允许宣称具有保健功效的，比如增强免疫力等。这些产品通常是在销售过程中口口相传具有增强免疫力或其他功效，产品标签并未标注其功效。

当然，不论是经过正式审批的保健食品，还是普通营养食品（比如固体饮料、进口食品等），只要合法生产销售的食品都是安全的，不应该有毒副作用。如果产品不是很贵或性价比可以接受，那么还是可以遵照产品说明书食用的，只是不要相信那些夸大或虚假的宣传。但如果是传统中药材，比如人参、黄芪、绞股蓝等，以及各种药酒，不应该随便或长期服用，以避免药物不良反应。服用这些中药材应该听从中医师的建议，辨证施治。

另外，吃保健食品或营养食品时，一定不要盲目追求效果，它们不能治疗疾病，不是药物，也不能代替药物。千万不要以为效果越明显，产品就越好。在实践中，经常有此类产品违法添加西药的报道。

全营养"特医食品"可用于特殊情况

所谓"特医食品"，是指特殊医学用途配方食品，包括多个细分的产品类型，比如，有些乳清蛋白粉产品的批准文号是特医食品，水解蛋白奶粉（适用于对牛奶蛋白过敏的婴幼儿）也属于特医食品。临床上最常见的特医食品是全营养制剂，适用于进食受限或消化吸收障碍的患者，以及某些特定疾病患者（如肿瘤、糖尿病、肾功能不全、肝病等）。特医食品的选择应该在临床医生或营养师的指导下进行。

在医院里，特医食品的使用方式一般有三种：其一是口服补充（ONS），即在普通饮食的基础上，每天在餐间服用400～600毫升（400～600千卡），可以分2次或多次服用；其二是代餐，用特医食品取代大部分或全部普通饮食，每天需要1500～1800千卡（根据病情或有调整），其营养价值远超米粥、面条、肉汤、蛋羹、牛奶等流质或半流质食物；其三是管饲，病人无法自主进食（比如脑出血后昏迷、食管癌、急性胰腺炎等），需要通过鼻胃管、鼻肠管或其他部位的饲养管把特医食品（液体）输送到病人的胃肠道中，每天需要1200～1800毫升（根据病情或有调整）。这种方式在专业上又称为"肠内营养"，是相对静脉输注营养（肠外营养）而言的。

在家庭里，如果高龄老人或状态很差的病人很瘦弱，进食又受限，通过普通食物很难改善营养状况，那么就可以购买食用全营养类型的特医食品。在很多大型医院或购物网站都能买到特医食品，有国产的，也有进口的，有针对普通患者或一般老人的，也有针对特定患者（如肿瘤、糖尿病、肾病、肝病等）的。固体粉剂类产品价格相对便宜，食用时要按照产品说明书比例加水冲调成液体。直接购买液体／混悬液类产品价格相对贵一些。在家里食用特医食品的用法与用量可以参考上述口服补充（ONS）或代餐。

全营养类型的特医食品外观看起来像奶粉，但其营养素种类和数量远超过一般奶粉。与日常饮食相比，全营养类型的特医食品最大优势是食用简便、营养齐全，只要吃够量，不用讲什么搭配或食谱，营养就很好了。对那些进食受限，不能做到平衡饮食的老人或病人，很值得推荐。

◆ 健康的生活方式让身体更健康

　　平衡膳食、摄入充足的蛋白质、多喝水和恰当的营养素补充等都是健康生活的一部分，但只重视饮食还不够，要想让身体更健康，免疫力更强、更有活力和质量，我们必须做得更多，要关注自己整个生活方式。除了饮食，还有身体活动（运动）、睡眠、卫生、心理压力等，这些方面像饮食一样，日复一日地影响我们的身体健康，并对身体免疫力发挥重要作用。不少权威的健康机构已经给出了关于生活方式的诸多建议，我们在这里进行整理和解释，读者可以对照自己的日常生活，提醒自己哪些做对了、做好了，要坚持下去，哪些做错了、没做好，要及时改进，参考我们给出的方法来改进，尽自己所能做得更好。

规律运动，少坐多走

有充分的科学研究证据表明：身体活动不仅可以提高人体的心肺功能，增加肌肉力量，提高柔韧性、平衡力和反应能力，改善身体成分，增强体质、提高健康水平；还能提高各器官功能水平，增强机体免疫力，防治疾病，特别是对防治慢性非传染性疾病效果明显，如癌症、心血管疾病、糖尿病、骨质疏松症、抑郁症、痴呆症等。"生命在于运动"的说法是千真万确的，从预防感冒到降低多种癌症风险，从增强免疫力到提高生活质量，运动几乎是无所不能的。

鲜为人知的是，在人类进化过程中，运动常伴随损伤和感染，需要免疫系统加入"战斗"，所以运动总能唤醒免疫系统，训练它保持最佳状态。定期的、规律的运动，相当于不时给免疫系统加油，产生累积效应，能带来长期的免疫力增强。因此，要想提升免疫力，就必须定期进行一定强度的运动。

权威健康机构的建议是：成年人每周至少进行 150 ～ 300 分钟的中等强度运动，或 75 ～ 150 分钟的高强度运动，或两者的等量结合；还应结合增强（或保持）力量和灵活性的运动。此外，日常生活、工作中的体力活动，如步行、骑车、上楼梯、逛街、家务劳动、陪孩子玩等身体活动对身心健康也是有益的，但是不能代替定期的中等强度或高强度运动。

什么是中等强度运动？一般是指中等强度有氧运动，如慢跑、快走、羽毛球、网球、乒乓球、篮球、足球、健身操、广场舞、游泳、太极拳、八段锦等。在运动过程中，可以用自己的心率来衡量运动强度。先估算自己的最大心率，最大心率（次／分）=220－年龄（岁）。运动时心率控制在最大心率60%～85%范围，就相当于中等强度活动；心率在最大心率85%或以上，相当于高强度活动；心率在最大心率50%～60%范围，相当于低强度活动。假设一个人年龄为40岁，则他的最大心率为180次／分（220－40=180）。如果运动中他心率超过153次／分（180×85%=153），则为高强度运动；如果心率在108～153次／分，则为中等强度运动；如果心率低于108次／分（180×60%=108），则为低强度运动。

运动时佩戴运动手表，或者使用跑步机等健身器材，可以显示能量消耗的话，则可以根据能量消耗情况来判断运动强度。一般地，按个人每公斤（千克）体重计算，每小时消耗能量6千卡以上为高强度运动，每小时消耗3千卡以下为低强度运动，每小时消耗 3 ～ 6 千卡为中等强度运动。假设某人体重是 60 公斤，他快走 30 分钟消耗了 150 千卡（即每小时消耗 300 千卡），相当于每小时每公斤体重消耗了 5 千卡能量（300÷60＝5），是典型的中等强度运动。

呼吸或主观感觉也可以用来描述运动强度。中等强度是指你会感觉到心跳和呼吸加快，用力，但不吃力；可以随着呼吸的节奏连续说话，但不能唱歌。如果运动时既能说话又能唱歌，那就是低强度运动。如果连说话都困难就属于高强度运动。

值得注意的是，很多研究表明，强度太大或时间过长的运动反而会短暂损害免疫细胞，增加传染病发病率和死亡率，例如进行马拉松、超马、铁人三项运动两周内，上呼吸道感染的概率会增加 1 倍至数倍。从身体健康和增强免疫力的角度，普通人没必要像职业竞技运动员那样训练、运动。另外，传染病高发期间应避免人与人近距离接触，在健身房内飞沫、汗水和气溶胶传染病毒的概率较高。

除中等强度或高强度有氧运动之外，肌肉力量练习也是非常有益的。肌肉力量练习也叫抗阻训练，是指增加骨骼肌的力量、爆发力、耐力和质量的身体活动。例如，举哑铃、仰卧起坐、平板支撑、蹲起、拉弹力带等。这些抗阻训练的健康益处不能被有氧运动或日常活动取代，研究表明，跑步等有氧运动不能有效阻止肌肉力量降低，除非加上肌肉力量练习。与有氧运动提倡要天天或经常进行不同，肌肉力量练习最好隔日进行，每周三次，每次二三十分钟。锻炼部位应包括上肢、下肢、躯干等主要肌肉群。肌肉力量练习一般不受场地限制，在家里、小区或公园均可因地制宜地开展。一些基本的力量练习动作可以跟随网络上的健身视频"比葫芦画瓢"，如果有专门的健身教练指导，那效果就更好了。

身体活动对身体健康的重要性毋庸置疑。即使不能开展专门的、定期的、规律性的运动项目，也要多走路、多活动、多做家务，保持一定程度的活跃，每天累计要完成 8000 或 1 万步（以手机 App 或智能手表的记录为准），避免久坐、静坐不动的生活方式。

少熬夜，保证充足睡眠

睡眠占人类生命过程 1/3 的时间，是健康的基础，对认知功能、情绪、心理健康以及心脑血管和代谢健康均具有重要意义。通过睡眠可以恢复体力，缓解疲劳，优质睡眠是提升人体免疫力的关键因素之一，睡眠不足会导致人体抵抗外来侵袭、维护体内环境稳定的能力下降。研究发现，睡眠充足的人要比睡眠不足的人免疫力更强，睡眠不足会降低体内抗感染细胞的数量，睡眠质量较好的人血液中的 T 淋巴细胞和 B 淋巴细胞均明显高于睡眠质量差的人。美国芝加哥大学的一项研究发现，每晚只睡 4 小时会导致参与者体内对抗流感的抗体数量减半。患同样疾病，睡眠好的人恢复较快，睡眠差的人恢复较慢。反过来，疾病也经常影响睡眠，导致嗜睡、深睡眠减少、浅睡眠增加或睡不着。

根据美国睡眠基金会的建议，成年人每天推荐的睡眠时间是 7 ～ 9 小时；老年人的睡眠时间通常会较短一些，为 7 ～ 8 小时；未成年人的推荐睡眠时间则要多一些，6 ～ 13 岁儿童每天要睡 9 ～ 11 小时，14 ～ 17 岁青少年每天要睡 8 ～ 10 小时。成年人或老年人每天睡眠时间少于 5 小时则为睡眠不足，超过 9 小时为睡眠过多。近几年的研究表明，过短和过长的睡眠时间都与全因死亡率有关。2021 年 9 月，《美国医学会杂志》（JAMA）子刊发表的重磅研究表明，每日 7 小时睡眠时间对身体健康可能是最佳的。

除睡眠时长之外，入睡时间也影响身体健康和免疫力。2021 年 11 月，《欧洲心脏杂志》发表的研究表明，入睡黄金时段是晚上 10 ～ 11 点之间，晚睡肯定不可取，但睡早了也不好，也会增加心血管疾病患病风险。

保证充足睡眠首先要避免主动熬夜，每天在同一时间就寝和起床，即便前一天没睡好，或是在周末，也不要轻易推迟就寝和起床时间。有些人甚至喜欢熬夜，睡得很晚但次日也没觉得有什么明显问题，这样偶尔几次可以，经常如是就会损害健康或免疫力。更多的人是想睡但睡不着，原因比较复杂。可以改善睡眠的措施主要如下：

①保持卧室温度舒适，18℃左右最适合让身体进入睡眠状态；保持卧室通风（或用空气净化机）降低二氧化碳浓度亦有助睡眠。

②因为光线会影响睡眠，所以睡前1小时就调暗灯光并关闭所有电子屏幕和设备。遮光窗帘有助于入睡。

③避免午后摄入刺激性食物，如咖啡、茶等。睡前不要饮酒，酒精或许有助入睡，但会损害睡眠质量，减少深度睡眠。

④每天运动对改善睡眠质量也有益处，但不要在睡觉前进行剧烈运动，因为这样会升高体温并激活肌肉，更难以入睡。

⑤被子沉一点有助改善睡眠。2020年9月，美国睡眠医学学会（AASM）旗下的医学杂志《临床睡眠医学杂志》发表了一项研究，即加盖厚毛毯不仅能在一年内治愈大多数失眠患者，而且可以减轻抑郁和焦虑的症状。

戒烟限酒，纠正不良饮食习惯

吸烟有百害而无一利。吸烟降低免疫系统功能，更容易发生感染。烟草和烟草烟雾含有超过数千种化学物质，其中很多都会直接损害呼吸道黏膜，招致感染和癌变。吸烟更大的危害是二手烟，二手烟中一些有害物质的浓度可能比一手烟还高，严重影响不吸烟者的健康。即使二手烟的味道已经散去，其中的有害物质也会长时间留存于家具或者车里，带来长期的危害。因此一定要戒烟。

少喝酒，最好是滴酒不沾。不论是白酒、啤酒还是红酒，都含有酒精。已发现摄入酒精与200多种疾病有关，如高血压、脑卒中、冠心病、心力衰竭等心血管疾病和痴呆症、抑郁症等神经系统疾病，以及肝癌、胃癌、食管癌和乳腺癌等癌症。酒精摄入没有安全限值，只要饮酒都会有害健康。少量饮酒有益健康的说法并不成立。如果一定要饮酒的话，每天不要超过 15 克酒精（大致相当于 500 毫升国产啤酒或 35 毫升白酒／烈酒）。

健康饮食能改善健康，增强机体免疫力。日常饮食如何进行搭配，摄入全面而平衡的营养，请参考本章前述内容。这里要强调一些不良饮食习惯的健康危害，在日常生活中要注意避免或纠正。第一，少喝或不喝含糖饮料，包括软饮料、果汁、运动饮料、能量饮料、牛奶饮料、茶饮料、加糖的咖啡和奶茶等。如果一定要喝甜饮料的话，就选无糖饮料或零卡饮料。同时，要少吃甜食、甜点、饼干、小零食等添加糖的食品，每天添加糖的摄入量最好不要超过 25 克，最多不要超过 50 克。第二，少吃超加工食品。所谓"超加工食品"，是指经过多道加工工序处理的食物，比如加工肉类、甜饮料、糖果、冰激凌、饼干、方便面、糕点、甜点、小零食、巧克力、快餐汤、人造黄油等。有充分的证据表明，经常吃超加工食品会诱发炎症和氧化应激，容易肥胖，患心血管疾病、糖尿病、癌症、血脂异常、肠易激综合征、痴呆症、癌症以及总的死亡风险升高。第三，要保持健康体重，避免发胖，肥胖者要少吃多动，抓紧减重。肥胖是导致高血糖、高血脂、高血压、高尿酸、脂肪肝、胰岛素抵抗、骨性关节炎等常见慢性病和癌症的重要病因之一。较严重的肥胖会降低机体免疫力，根据国家卫健委《新型冠状病毒感染诊疗方案（试行第十版）》，较严重的肥胖（BMI ≥ 30）更容易发展为重型／危重型肺炎。不过，体重太轻或太瘦也有害健康，消瘦必然意味着进食不足、营养缺乏，易发生免疫力低下、体质虚弱、贫血和骨质疏松等健康问题。

讲究卫生与防护是预防感染或疾病的有效手段

一方是感染或疾病，一方是免疫力，两者此消彼长。在注意增强免疫力的同时，生活起居更要注意预防感染或疾病，尤其是在流感或其他传染疾病高发期间，讲究个人卫生和加强防护是必不可少的。

人的手经常接触各种物品表面（包括公共区域各类物品的把手、按钮等，以及生活用品、食物、衣物等），很容易被无意中污染，又经常接触脸、鼻、口和眼等身体部位，在病菌传播过程中起到很大作用，所以手部卫生是个人卫生和防护中最重要的关键点。首先，一定要勤洗手，吃任何食物（正餐、水果、零食等）之前先洗手，接触公共物体表面后也要洗手，从外面回家第一件事就是洗手，打喷嚏用手捂之后应该尽快洗手。洗手时要按照七步洗手法，把手掌、手背、手指（腹面、背面和侧面）、手指尖（指甲缝）和手腕部都搓洗一下，有条件时要用洗手液或香皂，至少30秒。其次，非必要不触摸把手、电梯按钮、门禁按钮等公共物品表面，不要用手抓食物可食用的部分（吃水果之前先洗手），手尽量不要接触口、鼻、眼等，改掉平时咬手指、抠鼻子、揉眼睛、摸脸的坏习惯（如果一时难改，那就更要勤洗手，用手背比手心干净）。最后，要随身携带消毒纸巾或免洗消毒液（喷剂），必要时擦拭、涂抹双手。

戴口罩能过滤掉可能的病毒和细菌，是阻断飞沫传播和气溶胶传播的有效手段，能避免或减少病毒、细菌的呼吸道传播。在新冠感染、流感或感冒流行期间，外出时戴口罩是很有必要的，尤其是乘坐公共交通工具、进入密闭空间（不通风）或人群拥挤的地方，戴口罩是保护自己，也是保护他人。有发热感冒和咳嗽症状，必须戴口罩，尽量选择戴N95口罩或者医用外科口罩，4小时换一次。如果没有这两种，其他口罩也有一定防护作用，但防护作用会弱一些。戴口罩的关键是"捂"住鼻孔，而不是嘴巴。在没有口罩的情况下咳嗽或打喷嚏时，应用肩膀或手臂的衣服捂住嘴，避免飞沫横飞，这应该成为习惯。如用手捂嘴，应尽快洗手。不论是否戴口罩，都要尽量和他人保持社交距离，减少近距离接触，非必要不去人流密集的地方。

饮食卫生也很重要。食品的购买、加工过程中也要做好个人防护，比如戴口罩、手套，严格手卫生。不是专业屠宰人员，不要屠宰动物，尤其是野生动物，避免可能存在的污染。食物要生熟分开，避免交叉污染。为此家里最好有两套刀具和案板，分别用于处理生的食物（还需要进一步加热烹调）和直接可以吃的食物（如水果、熟食、凉拌菜等）。冰箱要定期清理，存放食物应分类、分别存放，注意储存期限。剩饭剩菜食用之前要彻底热透，或用微波炉消毒（无须很热）。

要讲究个人卫生，常洗澡，早晚刷牙，饭后漱口，不共享毛巾和洗漱用品，不随地吐痰，咳嗽、打喷嚏时用胳膊或纸巾遮掩口鼻。要内外整洁，定期打扫清洁经常接触的餐桌、计算机桌面、键盘和经常接触或者可能污染的地方。特别干燥的季节或地区可使用加湿器，增加室内空气湿度有助于保护呼吸道黏膜。

居家消毒最简单有效的方式是加强室内通风，尤其是卫生间、卧室等，每天应该开窗通风两次，每次 20 ～ 30 分钟。天气不允许开窗通风时，可用空气净化机、排气扇或空调系统进行机械通风。床单被褥等要定期清洗，用阳光暴晒可以消毒。居家桌椅、家具、门把手、马桶盖、厨房操作台和水龙头等用品表面可以采用含氯消毒剂或消毒酒精擦拭。餐具、碗筷可通过蒸煮或消毒碗柜进行消毒。手机、遥控器、鼠标等小件物品可用酒精湿巾擦拭消毒。拖布、抹布等卫生用具使用后浸泡在含氯消毒液中 30 分钟消毒，然后用清水冲洗干净，晾干存放。消毒液要现用现配，参照产品说明书配制成合适的浓度后正确使用。居家消毒应科学规范，避免过度消毒，不要在有人条件下对室内空气进行消毒，不要使用酒精对空气消毒，不要进行大面积消毒，更不要直接使用消毒剂对人体进行消毒。消毒剂应存放于阴凉避光处，避免儿童触及。

定期体检和筛查

定期体检也是健康生活方式的组成部分。人的身体就好比一台机器，机器里的零件迟早会老化，如果长时间运作不检修，就会缩短机器的使用寿命，而定期体检就好比机器检修。定期的健康体检有助于在疾病发生之前就发现它。早期发现疾病，治疗疾病，可以取得比较好的治疗效果。对于一些慢性疾病的患者来说，通过定期体检可以监控慢性疾病的发展过程，并根据病情发展，进行医疗干预，使本来可能迅速恶化的病情变得稳定或进展缓慢。定期体检可以更好地发现和控制慢性病，而且有助于改善人们的自我健康感受。如果只在出现明显问题时才去看医生，很多时候已经为时过晚。

理论上，所有人都应该定期体检，尤其是对于高危人群，包括饮食和生活习惯不好、风险因素控制不佳、没有进行癌症预防干预、缺乏常规诊疗服务的人群等。对于大多数人来说，体检时会做一些基础体检项目，如体重、血压和内外科、眼耳口等体格检查，血尿粪常规、肝肾功能、血脂血糖等实验室检查，心电图、胸片、腹部超声检查等辅助检查。女性还要增加妇科检查等。肥胖或有心血管疾病等其他风险因素者要增加心脏彩超、血管超声、眼底检查、冠脉CT成像、头颅MR等。到一定年龄后（尤其是家人中有患癌史）还应进行癌症筛查，如胃肠镜、乳腺X线联合乳腺超声、血清甲胎蛋白（AFP）以及其他肿瘤标志物等。筛查可以在早期发现某些癌症，此时治疗更有效。对于一些癌症，也有癌前病变阶段（如结肠息肉），可以通过筛查早发现、早治疗，以防止癌症发展。现在大多数体检中心的服务都很专业，设备先进，有不同类型的体检项目套餐可供选择。

有人认为,之前做过健康体检,结果没什么大问题,且身体没有不适,就万事大吉了,相隔很久都不去复查。岂不知,人的身体处于不断变化之中,体检应该定期进行,通常是每年一次,但也要看具体情况增加或减少频率。有些人盲目自信,觉得自己身体好,无须检查,或可查可不查。更有甚者,有人认为得病后再去医院治疗就行,无须定期体检,体检是花冤枉钱,或者体检一次没发现什么大问题就觉得吃亏了、白花钱了。这些做法都是错误的,应该定期健康体检,关注并记录自身健康状况,发现健康问题时,应积极主动获取健康相关信息。

　　除了定期健康体检,还要掌握一些基本的健康技能。包括患病要及时到医院就诊,早诊断、早治疗,避免延误最佳治疗时机;遵医嘱治疗和用药,不轻信偏方,不相信"神医神药";及时清理家庭中的过期药品,妥善存放药品,谨防儿童接触和误食;会测量体温、脉搏;能看懂食品、药品、化妆品的标签和说明书;积极参加逃生与急救培训,学会基本逃生技能与急救技能;发生创伤出血量较多时,要知道应立即止血、包扎;遇到呼吸、心脏骤停的伤病员,会进行心肺复苏;遇到紧急情况知道拨打急救电话120或火警电话119。

稳定情绪，排解压力

面对生活中其他不良事件，人们难免会感到焦虑和烦恼，患病后还可能产生紧张、担心和恐惧等情绪。这些心理压力也会影响免疫系统功能。要多与亲朋好友聊天，交流有关信息，多想想开心的事情，尽量保持愉悦的心情，有意识地调整自己的情绪，缓解压力。当觉得心理压力很大时，应积极寻求心理医生的帮助。

◆ 提高免疫力的药物

疫苗

接种疫苗是目前已知的提高免疫力最重要和最有效的方法，接种疫苗后身体会产生专门针对某一种或某几种病毒、细菌的抗体，建立免疫屏障，包括阻断感染或减少感染概率，减轻症状，减少重症和死亡等。因为有些病毒（如人乳头瘤病毒、乙肝病毒等）或细菌感染会致癌，所以接种疫苗也是预防相关癌症的有效措施。

疫苗在本质上是一种药物，其成分就是某种病毒或细菌的成分（如RNA、灭活或减毒的病毒细菌、抗原）。疫苗接种"模拟"某种病毒或细菌感染人的过程，激发人体免疫系统产生针对这种病毒或细菌的抗体，这个过程与自然感染类似，但不会有明显的患病症状（有一些人接种疫苗可能会出现轻微的症状）。实际上，在人类历史长河中没有疫苗的漫长时期，就是靠自然感染后建立的群体免疫（在付出大量死亡之后）来战胜一次次疫情的。疫苗接种或自然感染让人的免疫系统产生针对某种病毒或细菌的抗体，但人体中这些抗体不会永存，或长或短都是有期限的，有些抗体留存期限还很短，只有几个月时间，需要反复接种几次疫苗才行，比如新冠疫苗需要接种"加强针"。不过，接种疫苗或自然感染一次之后的抗体留存并不是机体提高免疫力的唯一依靠，接种疫苗或自然感染还让人体免疫系统对该种病毒或细菌有了特殊"记忆"，即记忆性 B 细胞和记忆性 T 细胞的存在让免疫系统面对该种病毒或细菌再次入侵时会迅速、高效地做出反应，以至于病毒或细菌毫无还手之力，无法形成感染，不会导致疾病，或者病毒被狠狠地扼制，病情和症状相对较轻。总而言之，免疫记忆是接种疫苗对抗感染性疾病的关键机制。

疫苗接种的应用是非常广泛的，人类靠疫苗战胜了很多疾病。比如，接种天花疫苗、脊髓灰质炎疫苗让人类得以彻底根除天花和脊髓灰质炎（小儿麻痹症）这两种可怕的疾病，接种人乳头瘤病毒（HPV）疫苗可以有效避免宫颈癌，接种乙型肝炎病毒疫苗减少了大量肝炎、肝硬化和肝癌病例，接种流感疫苗可以预防流感、减少流感引发的相关重症和死亡，卡介苗（针对结核菌）、流脑疫苗、乙脑疫苗和百白破疫苗等的常规接种更是把这些疾病控制到几近消除的程度。这让人们对疫苗产生了超高的期待，认为接种疫苗就是绝对避免感染，并因此对有些疫苗只能减轻症状、减少重症和死亡而不能阻断感染感到失望，比如近期流行的新冠病毒，很多人就为此而未积极接种新冠疫苗。

新冠疫苗为什么只是减轻症状，而不能彻底阻断感染呢？一方面是疫苗接种后抗体水平逐渐下降，即使隔一段时间就接种加强针，抗体水平也不能一直维持在足以阻断感染的程度（但其水平可以限制病毒，减轻症状）；另一方面是新冠病毒潜伏期较短，复制很快，在记忆性 B 细胞活化（大概需要三五天）之前已开始大量复制。简单地说，新冠病毒的行动比记忆性 B 细胞更快，以至于人的免疫系统没有足够的时间来阻断感染。但记忆性 B 细胞和记忆性 T 细胞争分夺秒紧随其后地与病毒抗争，扼制新冠病毒兴风作浪，从而减轻症状，减少重症和死亡。与未接种疫苗的感染者相比，接种过疫苗的感染者无论是病程长短还是病情严重程度都会好很多，出现重症的概率要低很多。

丙种球蛋白

丙种球蛋白又称"人免疫球蛋白"，是从健康人的血浆里提取的，一般静脉注射用。免疫球蛋白又叫抗体，是体内最主要的免疫分子。免疫球蛋白或抗体共有 5 种类型，即 IgM、IgD、IgG、IgA 和 IgE。丙种球蛋白（有时也简称为"丙球"）的主要成分是 IgG，为什么叫"丙种"呢？"球蛋白"这个词用来描述血浆中具有球状外形的蛋白质，利用电泳的方法可以把球蛋白进一步依次分类为 α - 球蛋白、β - 球蛋白和 γ - 球蛋白，α、β 和 γ 三个希腊字母对应着甲、乙和丙三个汉字，所以 γ - 球蛋白也叫丙种球蛋白。

丙种球蛋白在临床上主要用于治疗原发性 IgG 缺乏症，以及新生儿败血症、毛细支气管炎。也用于治疗某些自身免疫性疾病，比如原发性血小板减少性紫癜、川崎病和系统性红斑狼疮等。在治疗这些疾病时，丙种球蛋白的确发挥着提高免疫力的作用，但它对治疗其他疾病并无直接作用。另外，健康人输注丙种球蛋白也不能提高免疫功能，甚至可能有副作用，毕竟丙种球蛋白是人血制品，有可能引起过敏、溶血、血液传染病等不良结果。

胸腺肽

顾名思义，胸腺肽是来自人体胸腺的一种肽类物质。胸腺这个小小的器官位于胸骨后面，紧靠心脏，是重要的免疫器官之一。胸腺是 T 细胞发育、分化、成熟的场所，胸腺分泌多种激素，能增加 T 细胞的数量和活力，从而增强机体免疫力。

胸腺分泌的激素目前作为药物上市的有胸腺肽、胸腺五肽和胸腺法新等。胸腺肽是从健康小牛等动物的胸腺组织提取的；胸腺五肽是人工合成的化合物；胸腺法新又叫胸腺肽 α_1，也是化学合成的，但其结构与人体天然存在的胸腺肽 α_1 基本一致，安全性好（无须做皮试），但价格很贵。在临床上，这些胸腺素类药物主要用于免疫力低下人群，如慢性乙型肝炎、肝硬化、营养不良、自身免疫性疾病（类风湿性关节炎、系统性红斑狼疮）、儿童先天性免疫缺陷病和肿瘤患者，以及长期服用糖皮质激素者。

有些人可能认为胸腺肽反正是提高免疫力的药物，用总比不用强，有好处没坏处。其实不然，胸腺肽属于混合物，容易引发过敏反应（注射胸腺肽之前需做皮试），包括过敏性休克、哮喘、发热、皮疹、胸闷和呼吸困难等。用于儿童时应格外慎重。因此，胸腺素类药物的使用一定要严格遵照医嘱才行。

干扰素

干扰素是一类结构复杂的低分子量糖蛋白。最初发现时，它是由被病毒感染的细胞产生的，作用于其他细胞，可干扰病毒的复制，故被称为干扰素。现在知道，不但被病毒感染的细胞，还有其他一些细胞也可以产生干扰素。除了干扰素，还有其他一些作用类似的低分子量蛋白，如白介素（IL）、生长因子（GF）等，这些物质统一被命名为细胞因子。可以说，干扰素是第一个被发现的细胞因子。

被病毒感染的细胞产生干扰素但没法救自己，细胞连同病毒一起被 T 细胞杀死时释放干扰素。干扰素并不直接杀伤或抑制病毒，而是与相邻的、未被病毒感染的同种细胞上的受体结合，诱导这些细胞产生抗病毒蛋白，从而抑制病毒复制，起到免疫调节作用。

目前有多种类型的干扰素药物用于临床，较常见的是 α - 干扰素（普通干扰素）和聚乙二醇干扰素（长效干扰素），其他还有 β - 干扰素和 γ - 干扰素等。这些干扰素主要用于病毒性肝炎、多发性硬化症、类风湿性关节炎和某些肿瘤（如白血病、淋巴瘤、黑色素瘤、肾癌等）。干扰素应遵医嘱使用，不得擅自乱用。

白蛋白

与丙种球蛋白、胸腺肽和干扰素不同，白蛋白与机体免疫功能并无直接关系，"白蛋白"这个名称听起来很营养，在生理状态下也的确与营养有关，但输注白蛋白的营养价值不大，起不到补充营养的作用，也不能提高免疫力。

白蛋白是血浆中最主要的蛋白质，正常浓度在 35 ~ 50 克／升，主要由肝细胞合成。在临床上，人血清白蛋白（针剂）主要用于防治低蛋白血症、肝硬化或肾病引起的水肿或腹水、失血或创伤引起的休克、脑水肿及大脑损伤所致的颅内压升高等严重情况。值得强调的是，人血清白蛋白（针剂）是从人的血液中分离、提取的，有一定的安全风险和不良反应，并不是人人可用的营养药。

其他药物

临床上应用的提高免疫力的药物还有转移因子、白介素 -2、匹多莫德、咪喹莫特、聚肌胞苷酸、左旋咪唑、卡介苗、肺炎克雷伯杆菌膜蛋白等，这些处方药用于治疗某些特定的疾病，有专门的适应证，也有或重或轻的不良反应，要严格遵从医嘱使用。

此外，还有一些中成药用于提高免疫力，如百令胶囊、香菇多糖、脾氨肽口服冻干粉、金水宝胶囊、健脾益肾颗粒、黄芪精口服液、参苓白术丸、人参养荣丸、十全大补丸、玉屏风颗粒、归脾丸、人参鹿茸丸、八珍丸、龟龄集、复方阿胶口服液、天蚕胶囊……这些非处方药（OTC）应用于不同的情况，也应该在医生或药师指导下服用，不宜滥用。

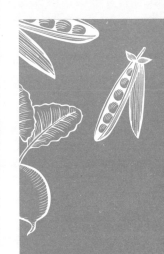

第三章
——

保护好
中老年人的
免疫力

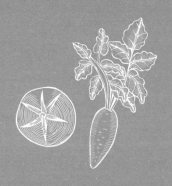

无论是哪种病毒，比如流感病毒、普通感冒病毒、带状疱疹病毒（引起"蛇盘疮"）等病原体都更容易感染中老年人，因为中老年人免疫力相对较低。上了年纪之后人体免疫力下降，一方面是因为随着年龄增长，机体逐渐衰老，另一方面是合并基础性疾病所致，大部分中老年人患有心血管疾病（如冠心病、动脉粥样硬化、高血压等）、糖尿病、呼吸系统疾病（如慢性阻塞性肺疾病）、肾脏病和肿瘤等，这些基础性疾病进一步损害了中老年人的免疫力。提高中老年人的免疫力也要从这两方面入手，从饮食、运动等生活方式方面采取延缓衰老的措施，积极治疗、管理基础性疾病，同时中老年人要加强自身防护，及时按要求接种疫苗。

◆ 彩虹饮食

毋庸置疑，中老年人更需要平衡膳食，食物应多样化，营养搭配要合理（具体要求参见第二章）。在生活实践中，部分中年人开始有了平衡膳食的意识，但是老年人，尤其是高龄老人的饮食往往与平衡膳食相差甚远。随着年龄增长，人的食欲、味觉、消化吸收功能均会有所减退，饮食量偏少偏素，以谷类（主食）和蔬菜等为主，肉、蛋、奶和鱼虾等蛋白质食物摄入不足是很普遍的现象。大多数人长期形成的饮食习惯很难改变，即使知道自己吃得并不合理，也积习难改，听之任之。另外，一部分老年人有不同程度的认知障碍，存在进食方式僵化、食物品种单调、不必要的忌口或饮食限制、慢性病饮食管理十分教条等诸多问题。我们在临床工作中也发现，老年人，尤其高龄老人营养不足的问题，比如贫血、消瘦、肌肉减少等是非常突出的。这些饮食营养问题都会损害中老年人的免疫力和体质。

为了防止饮食越吃越单调，我们大力推荐中老年人采用"彩虹饮食"。顾名思义，"彩虹饮食"是指包括红、黄、绿（青）、黑（紫）、白等像彩虹一样五彩缤纷的饮食。"彩虹饮食"方法最早是美国癌症协会推荐的，又称为彩虹食物、彩虹食品，不同颜色食物的营养特点也有所不同，通过强调食物色彩的搭配来实现食物多样化。这与一般膳食指南推荐的健康饮食原则是一致的，但更方便理解和执行。"彩虹饮食"含有丰富的维生素 C、B 族维生素、维生素 A、β - 胡萝卜素、维生素 E 以及钾、钙、镁、铁、锌、硒、膳食纤维等营养素，还有植物化学物质、多糖类的保健成分等。彩虹饮食推荐食物见表 3-1。

表 3-1　彩虹饮食推荐食物

彩虹饮食		推荐食物
绿（青）色食物	蔬菜	菠菜、油菜、芹菜、莜麦菜、西蓝花、卷心菜、莴笋、芦笋、苦瓜、黄瓜、四季豆、荷兰豆、豇豆、毛豆、豌豆等
	水果	青苹果、猕猴桃、阳桃等
	其他	绿豆、绿茶等
红色食物	蔬菜	西红柿、红苋菜、彩椒、红辣椒、心里美萝卜等
	水果	西瓜、红枣、樱桃、草莓、火龙果、石榴、山楂、枸杞等
	红肉	瘦猪肉、瘦牛肉、瘦羊肉、猪肝、鸭血等
	其他	红薯、红豆、红米、红茶、三文鱼、虾、螃蟹等

彩虹饮食		推荐食物
黄色食物	蔬菜	胡萝卜、南瓜、彩椒、韭黄等
	水果	香蕉、橙子、杧果、哈密瓜、菠萝、香瓜、杏、木瓜、柚子、金橘等
	其他	土豆（马铃薯）、粗杂粮（如小米、玉米、燕麦、荞麦）、黄豆、腐竹、黄鱼、生姜等
黑（紫）色食物	蔬菜	紫甘蓝、黑木耳、草菇、香菇、蘑菇、紫菜、海带等
	水果	黑枣、黑葡萄、桑葚、蓝莓等
	粗杂粮	黑豆、黑米、紫米、黑麦等
	坚果	黑芝麻、核桃等
	鱼类	黑鱼、鲫鱼、鲅鱼、鲍鱼、鳝鱼、泥鳅等
	其他	乌骨鸡、紫薯、黑胡椒、豆豉、咖啡等
白色食物	谷类	大米、面粉、糯米、白玉米等
	蔬菜	菜花、茭白、白萝卜、口蘑、银耳、洋葱（白）、大蒜、百合等
	水果	白葡萄、梨、桃、苹果等
	坚果	莲子、开心果、南瓜子、杏仁、白果等
	奶制品	牛奶、酸奶、奶粉等
	大豆制品	豆腐、豆浆等
	禽肉	鸡胸肉、鸡腿肉等
	鱼类	带鱼、偏口鱼、鲇鱼等
	薯类	山药、芋头等
	其他	薏苡仁、白扁豆和茯苓等

要强调的是，彩虹饮食过去一般指蔬菜水果，现在泛指不同颜色的各类食物，除了蔬菜水果，还包括谷类、薯类、坚果、豆类、奶类、肉类、鱼虾和调味品等。彩虹饮食的健康价值关键不在于颜色本身，而在于通过多种颜色的搭配，让餐盘生动、丰富和赏心悦目，增加食欲，进而实现食物的多样化和营养全面，避免饮食单调和僵化。这对中老年人饮食来说是非常重要的基础性保障。在此基础上，还能注意各类食物的数量搭配（参照本书第五章中老年人免疫力提升四格配餐示范食谱）就更好了。

◆ 适当多吃蛋白质食物

多吃蔬菜水果有益健康。但是，中老年人，尤其是老年人和高龄老人饮食只强调多吃蔬菜水果是远远不够的，过分强调多吃蔬菜水果更是错误的。实际上，奶类、蛋类、鱼虾、肉类和大豆制品等蛋白质食物对老年人来说更加重要。摄入充足的蛋白质能帮助我们提高机体免疫力，增强体质，延缓肌肉减少，避免营养缺乏，改善大脑认知等，而且对控制高血压、冠心病、动脉硬化、脑卒中、糖尿病和肿瘤等基础性疾病也是有益无害的。

普通成年人蛋白质推荐摄入量为 1.0 克／千克体重，老年人每天蛋白质摄入量应达到 1.2 克／千克体重以上。举个例子，假定某位老年人的体重是 60 千克，那么他每天至少应摄入 72 克蛋白质，遇到发热感冒、感染、受伤（创伤或骨折等）、肿瘤晚期和手术等特殊情况时，蛋白质摄入量还要进一步增加到每天 90 克（1.5 克／千克体重）甚至是 120

克（2克／千克体重，应咨询医生或营养师）。为了保证蛋白质摄入量，食谱中奶类、蛋类、鱼虾、畜禽肉类和大豆制品等蛋白质食物要一应俱全，分配到三餐，每餐一两种，奶类还可作为加餐。一个更加有效的做法是，把蛋白质食物与主食类混合，比如吃肉馅的饺子或包子，吃瘦肉粥或鱼片粥，吃杂豆米饭，吃面条时加入鸡蛋和肉类，和面蒸馒头时加入牛奶或奶粉、黄豆粉、坚果粉等。当患病后饮食受限吃不下这么多蛋白质食物时，建议额外服用乳清蛋白粉来补充蛋白质。关于摄入蛋白质食物的具体建议可参阅第二章，具体食谱请见第五章。

在执行适当高蛋白饮食时要注意以下三点：①鱼、肉、蛋、奶和大豆制品等蛋白质食物不但提供蛋白质，还含有维生素 A、B 族维生素、钙、铁、锌、硒等多种营养素，故其营养价值要超过蛋白质粉类产品，但蛋白质粉类产品方便快捷、蛋白质含量高，也有其独到之处，不要排斥它们。②摄入较多的蛋白质对大多数基础性疾病（如高血压、冠心病、血脂异常、脑卒中、糖尿病和肿瘤等）都是有益无害的，但对肾功能不全患者是有害的。肾功能不全患者如何摄入蛋白质，要遵从医生或营养师的指导。③摄入鱼、肉、蛋、奶等蛋白质食物时不要采用油炸的烹饪方式让食物变得油腻，不要咸，以避免摄入过多的脂肪和盐，不能顾此失彼。

◆ 服用营养素补充剂

除蛋白质粉外，中老年人要额外补充复合维生素矿物质（应包括维生素 A 或 β - 胡萝卜素、维生素 C、维生素 D、维生素 E、维生素 B_1、维生素 B_2、维生素 B_{12}、叶酸、钙、硒和锌等）。在此基础上，有骨质疏松症或其高危因素的中老年人还要补充维生素 D 和钙，便秘的中老年人可额外补充膳食纤维制剂（如菊粉、亚麻籽粉、魔芋制品、麦麸、大豆膳食纤维、小麦草等）和益生菌，有视网膜黄斑变性者可补充叶黄素，关节退行性变或骨性关节炎有症状时可以补充氨糖（氨基葡萄糖），心脏不好的中老年人可以补充辅酶 Q_{10}，缺铁性贫血者应服用铁剂。这些有针对性的营养素补充对中老年人，尤其是对老年人和高龄老人来说是很有必要的。具体补充方法请参见第二章，或咨询营养师等专业人员。

此外，对饮食中鱼虾摄入较少的中老年人而言，服用鱼油（主要成分是 DHA+EPA）制剂也是值得推荐的。DHA

和 EPA 这两种 ω-3 型多不饱和脂肪酸对提高免疫力，改善高血脂、认知功能下降和肌肉减少都有帮助。它们主要来自富含脂肪的鱼类，如三文鱼、凤尾鱼、带鱼、鳕鱼、金枪鱼和其他深海鱼类。亚麻籽油、核桃油及其他植物油提供的亚麻酸在体内可以部分转化为 DHA 和 EPA，建议中老年人经常食用亚麻籽油和核桃油等。

◆ 保持健康体重

众所周知，肥胖是导致高血糖、高血脂、高血压、脂肪肝、骨性关节炎等常见慢性病和肿瘤的重要原因之一，严重的肥胖还会降低机体免疫力。但是，不要因而认为"有钱难买老来瘦"，人到中年不要过分追求瘦，尤其是老年人应该稍胖一点点，才有助健康长寿。不要太胖，也不要太瘦，胖瘦适当才是正确的选择。

衡量胖瘦的指标是身体质量指数（BMI），BMI= 体重（千克）÷ [身高（米）]^2。为了计算方便，该公式可以替换为 BMI= 体重（千克）÷ 身高（米）÷ 身高（米）。一般成年人 BMI 正常范围是 18.5 ～ 23.9，BMI ＜ 18.5 为消瘦（或营养不良），BMI ≥ 24 为超重，BMI ≥ 28 为肥胖。但对于 65 岁以上老年人，BMI 合适范围是 20.0 ～ 26.9，BMI ＜ 20.0 即为消瘦，BMI ≥ 27 为超重或肥胖。

随着年龄的增长，人的消化功能和食欲减退，尤其是高龄老人，进食量减少的情况十分普遍，很容易导致消瘦或营养不良。有的中老年人即使体重看起来尚可，但也有肌肉减少，肌肉量和肌肉力量不足，衰弱，影响下肢行走、身体活动、代谢和免疫功能。需要注意的是，体重偏瘦的老年人（BMI < 20.0）不要认为"七八分饱最养生"，要想办法增加进食量，把有限的胃口留给高营养的食物（如牛奶、鸡蛋、鱼虾、瘦肉、鸡肉和豆类等），适当减少蔬菜和水果摄入量。

除了计算身体质量指数（BMI），中老年人还要定期称量自己的体重（建议每两周称量一次），关注体重变化，要及时发现体重下降。如果在一段时间内体重逐渐下降，或一个月内下降超过 2 千克，那就意味着营养不足（特意减肥者除外）。这时应调整饮食，增加进食总量（总能量），主要措施有：①增加餐次，即除早、午、晚三餐外，在上午和睡前有两次加餐；②多摄入牛奶、酸奶、蒸蛋、煮蛋、蒸煮的鱼虾、肉丸、肉馅等容易消化吸收的高蛋白食物；③增加主食摄入，尽量以米饭、馒头、面包等固体食物为主，少吃米粥、烂面条、汤等液体食物；④适当减少蔬菜、水果等低能量食物的摄入；⑤菜肴不要太清淡，要增加一些烹调油或其他调味品（食盐除外）来刺激食欲。

在这里还要强调一下，有一些高龄老人明显消瘦，或有轻重不一的认知功能障碍，经过调整饮食仍不见效果，此时要采取一些医学手段，口服补充特医食品（详见第二章）。如果还有其他严重疾病，就要找医生或营养师来帮忙处理了。有很多人一生病就容易产生紧张、焦虑和恐慌情绪，有些老年人甚至突然出现饮食摄入问题，体重下降，这要引起自身和家人足够的重视，应及时采取措施。

◆ 力所能及地进行运动

规律的运动除了能直接增强机体免疫力之外，还可以缓解精神压力，有助于营养物质的消化、吸收和利用，改善睡眠质量和认知功能，延缓肌肉减少和骨质疏松，促进全面健康，从而间接增强免疫力。因此，中年人应保持良好的运动习惯。而身体活跃的老年人不容易发生跌倒，即使跌倒也不容易受到严重伤害。与不活动的老年人相比，身体活跃的老年人更有可能保持独立性和功能性，患痴呆症的风险较低，生活质量较好，焦虑和抑郁症状较轻。

《中国人群身体活动指南（2021）》建议，普通成年人每周可进行 150 ～ 300 分钟中等强度或 75 ～ 150 分钟高强度有氧运动，每周至少进行 2 天肌肉力量练习，保持日常身体活跃状态。65 岁及以上的老年人，如果身体状况良好、有锻炼习惯、无慢性病，可以参考普通成年人的身体活动建议。推荐的运动形式和强度请参阅第二章。有些人的身体如果不允许每周达到 150 分钟中等强度的身体活动，则要尽可能地增加各种力所能及的身体活动。对中老年人来说，任何时候开始增加身体活动量都是可以的，而且无论增加多少，对健康都是有益的。

高龄老人、虚弱或者不能达到身体活动推荐量的中老年人，应以自己身体允许的水平为起点，尽可能多地参加各种力所能及的身体活动。通过一段时间的适应和努力后，可在原有基础上不断增加身体活动类型、时间和强度。这对保持身体的活跃状态有积极作用，并有利于改善中老年人的身体功能和免疫力，尤其是高龄老人，可以维持生活自理能力、提高生活质量，还可以保持心理健康。

很多即使有运动习惯的人，也经常会忽视肌肉力量练习。调查显示，在 65～74 岁老年人中进行肌肉力量练习的人仅占 6%，75 周岁以上的老年人进行肌肉力量练习的比例仅占 4%。肌肉力量练习也叫抗阻训练，是指增加骨骼肌的力量、爆发力、耐力和质量的身体活动，例如，蹲起、举哑铃、仰卧起坐、平板支撑、拉弹力带、坐位抬腿、静力靠墙蹲等。这些运动有助于延缓肌肉减少，防治骨质疏松症，改善代谢和整体健康状况等。中老年人应该有意识地、有计划地坚持力量练习，每周 3 次（隔日进行），时间可根据身体情况灵活控制，岁数较大的老人可控制在每次二三十分钟。锻炼部位应包括上肢、下肢、躯干等主要肌肉群。

除有氧运动和肌肉力量练习之外，还有一类运动形式对中老年人特别重要，那就是注重平衡能力、灵活性和柔韧性的练习，比如单腿站立练习、伸展和压腿动作、太极、瑜伽、舞蹈、广场舞等。这些身体活动练习对老年人的益处很大，可以降低跌倒风险，预防老年人跌倒及其造成的骨折是维护老年人健康和生活质量的关键措施。

要强调的是，患有慢性病或肿瘤并不是放弃或减少身体活动的理由。恰好相反，心脑血管疾病、2型糖尿病、慢性阻塞性肺病、骨质疏松症等慢性病和癌症患者都应该进行适量的身体活动，以促进疾病康复或减少复发和并发症。与一般人群相比，慢性病患者进行身体活动要注意避免运动伤害的风险，并考虑一些特殊情况，比如，服用降糖药的患者避免在餐后1小时左右进行中等强度或高强度的身体活动；心脑血管疾病患者要避免屏气用力或身体冲撞、体位改变突然且急剧或运动强度过大等。慢性病或肿瘤患者进行身体活动前应咨询医生，最好在专业人员指导下进行。但只要身体条件允许，完全可以参照普通成年人群的身体活动推荐；即使身体条件不允许，也应根据自身情况进行规律的、力所能及的身体活动。

有些中老年人膝关节不好，或担心运动会磨损膝关节。这种担心看似很有道理，但这种所谓的"磨损"未尝不是一种对骨关节的锻炼，会让膝关节更结实、更耐磨损。现有的研究证据表明，跑步、行走、骑行和休闲性身体活动，都不会增加膝关节炎的风险。即使患有骨关节炎，也要在医生的指导下坚持运动，尤其是运动有关节炎的关节部位（但要避免长时间跑、跳、蹲，尽量少爬楼梯、爬山或背负重物）时。如果因为疼痛不适就不去使用这个关节，会让固定这个关节的肌肉萎缩，该关节反而会变得更不稳定，更容易继续损伤乃至失去功能。

◆ 保证睡眠时间

睡眠对机体免疫力的作用，以及改善睡眠的方法可参考第二章。对中老年人而言，充足的睡眠还能降低大脑患病风险，如阿尔茨海默病、帕金森病、多发性硬化、中风等。随着年龄增长，人们需要的睡眠时间有所减少，人到中年，睡眠时间明显少于年轻人。一般推荐65岁以上老年人每天睡7～8小时，如果少于5小时才属于睡眠不足。不过，评价睡眠好坏不能只看睡了几小时，还要看睡眠的质量、效率以及是否伴随其他烦恼。偶尔睡不着或早醒也不要焦虑，在不影响家人的情况下起床活动即可。

很多老年人有午睡的习惯，一般认为午间小睡有益健康，但不能睡太长时间，以睡半小时左右为宜。2019年，中南大学和华中科技大学的研究者分别发现，午睡超过90分钟会增加代谢综合征、高血压和中风风险。2020年，浙江大学医学院附属慢性病研究所的研究人员发现，午睡时间超过1小时，糖尿病、脂肪肝和肥胖的患病率升高。关于午睡有益健康的研究目前还只是初步的，所以如果没有午睡习惯，也没必要一定午睡，保证充足的夜间睡眠时间才是关键。另外，不建议午餐后立即午睡，以免影响消化功能。值得注意的是，在午间之外的白天长时间打盹与较高的血压和腰围具有潜在因果关系，不利于健康。白天要尽可能多在户外，多晒太阳，多暴露于外面的自然光之下，而不是在昏暗的屋子里待着，这有助于调节生物节律，对老年人的睡眠和大脑认知都有好处。

有些饮食习惯会干扰睡眠，如下午喝咖啡，晚餐吃高脂肪食物、高糖食物、辛辣食物，晚上喝酒、吃巧克力。咖啡和巧克力含咖啡因，咖啡因是兴奋剂，不利于睡眠；高脂肪或辛辣食物刺激消化系统，导致胃肠不适影响睡眠；高糖食物快速升高血糖，进而影响睡眠质量；酒精可能有助入睡，但会打断深度睡眠。

有一些食物含有改善睡眠的物质，如色氨酸、褪黑激素、γ-氨基丁酸（GABA）、L-鸟氨酸、血清素、维生素 B_6、钙、镁、乙酰胆碱等，含有这些物质比较丰富的食物有巴旦木、核桃、牛奶、猕猴桃（奇异果）、樱桃、多脂鱼

（比如三文鱼、金枪鱼、鳕鱼、鳗鱼等）、甘菊茶（草本洋甘菊）、大麦草粉和莴苣等。当然，这些食物只能起到辅助睡眠的作用，并不能治疗失眠。

◆ 重视心理健康

随着年龄的增长，中老年人的健康状况呈下降趋势，这是正常现象。但这会促使很多人产生恐惧感以及焦虑感，尤其是老年人，他们的认知能力下降，心理状态稳定性较差，从而引发失眠、焦虑、抑郁等心理问题。这些心理问题又会进一步损害中老年人的身体健康，降低其免疫力。

研究表明，如果中老年人能够经常从事一些园艺活动，比如种种菜、养养花，可以有效地延缓衰老，延长寿命。读书看报、玩牌、打麻将、看电视、社交聊天等可以刺激大脑的行为，有助延缓大脑衰老和认知功能下降。喝茶或咖啡不但可以补充水分，还可以摄入咖啡因和抗氧化物质，对改善大脑和心血管健康也是有益的。

对于老年人，子女要给予他们更多关爱，不但要想办法尽量照顾他们的饮食起居，而且要关注他们的所思所想和心理健康，多跟他们交流信息，多通话、多联系，帮助他们解决生活中的实际困难。很多老年人都有一种不愿给子女添负担的心理，遇到身体不适或其他困难时不想告诉子女，但自己又解决不了，结果一拖再拖，每况愈下，很可能把小问题变成了大问题。子女一定要注意老年人报喜不报忧的心理，主动发现他们身体症状、精神状态的变化和生活中遇到的困难等，并及时提供帮助，跟他们一起解决这些问题。老年人经常有不同程度的认知功能下降，甚至轻度到中度的认知障碍，子女会觉得他们变得执拗、不讲道理、不听话，简直无法沟通交流。但越是到这种时候，子女越是应该关心、关注他们的身心健康和精神状态，不要在琐事或非原则问题上跟他们谈是非、论短长，多给他们心理和情感上的支持比什么都重要。当然，也正是因为老年人，尤其是高龄老人经常有不同程度的认知功能下降，在一些重大问题上（比如疾病治疗、财产归属等），子女要提醒他们什么是对的、什么是错的，以免犯糊涂产生严重后果。

子女或家人在老年人身心健康方面能发挥巨大作用，但如果老年人真的有抑郁症、焦虑症等心理障碍，或痴呆症等较严重的认知功能障碍，那就必须进行专业的心理治疗或神经内科治疗。

◆ 遵医嘱积极治疗疾病

当年老与基础性疾病叠加时，机体免疫力下降会更明显，更容易成为很多疾病重症或死亡的高风险人群。人体增龄性衰老可能无法避免，但积极防治基础性疾病，包括心血管疾病（如冠心病、动脉粥样硬化、高血压等）、糖尿病、呼吸系统疾病（如慢性阻塞性肺疾病）、肾脏疾病和肿瘤等，是应该做到的。患有这些疾病的人要遵医嘱坚持药物治疗。

要在医生指导下，根据血压、血糖等指标的变化情况，及时调整药物的剂量、类型，将相关指标控制在合理或安全的范围内，避免并发症的发生。切记不可自行减少或增加药量，甚至停药。由于一些特殊情况不能及时去医院看医生时，要利用好远程医疗资源，通过网络平台咨询医生或购买药物。去医院就诊时，要加强防护，戴好口罩，保持与其他人的距离。若病情控制稳定，应做到非必要不去医院，多储备一些长期使用的治疗基础疾病的药物，避免因为药物短缺导致治疗中断。

另外，如果老年人发生新冠感染，一般症状会偏重，病程较长，核酸或抗原转阴较慢，需要更长时间恢复。此间应多休息，多睡觉，多喝水，多摄入营养丰富的食物（如奶类、蛋类、肉类、蔬菜和水果），逐步恢复日常作息和身体活动。当出现以下任何一种情况时，就要赶紧去医院就医：①高热不退（连续或反复超过3天）；②出现呼吸急促（超过30次／分）或呼吸困难；③心率过快（连续两三天超过100次／分）；④血氧饱和度低于95%（建议家里准备指尖血氧仪，随时监测血氧饱和度）；⑤咳嗽超过3周，或有黄色浓痰；⑥原有基础疾病加重，或难以控制；⑦其他不明原因或难以控制的症状。老年人要在显眼处列出紧急联系电话，如附近医疗机构的电话、社会心理支持求助热线、家庭医生电话、家庭成员及亲友的电话等。

◆ 及时接种疫苗

就提高人体免疫力而言，最重要和最有效的措施莫过于按时接种疫苗，包括后续的加强针。老年人是最需要接种新冠疫苗的人群，从国家有关部门到医学专家都在号召、呼吁老年人积极接种新冠疫苗。然而，由于对新冠疫苗安全性存在误解，或不信任疫苗接种的效果，以及社会上总是有一些反对疫苗的声音，再加上很多老年人或轻或重有认知功能下降（比如认为自己居家不出或减少外出活动就不会被感染）或因病不方便外出接种疫苗的情况，结果导致老年人群体完成新冠疫苗及加强针接种的比例较低。

老年人及其家人一定要积极响应国家新冠疫苗的接种政策，没有接种禁忌的人群都应该进行疫苗接种，做到应接尽接。

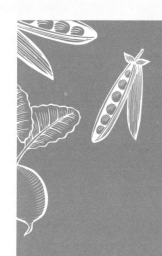

第四章

中老年人
提高免疫力的
推荐食材

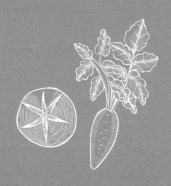

人体的免疫力与多种营养素有关，这些营养素由不同食物提供，平衡膳食、全面营养是机体免疫的基本保障，尤其是有些食物含蛋白质、维生素 C、维生素 A、维生素 D、B 族维生素、硒、锌、铁、DHA、植物化学物质等营养素较多，是有利于促进健康、提高免疫力的"好"食物。下面列出了 59 种与提高免疫力有关的推荐食物（表 4-1），分为全谷物／粗杂粮，蛋白质食物，蔬菜，水果，其他食物与营养素补充剂等几大类。其中鸡蛋、牛奶、西红柿、西蓝花、菠菜、核桃等常见的食物不在这里介绍，本章详细介绍清单中很多人可能不怎么熟悉的食材。

表 4-1　提高免疫力的食物清单

全谷物／ 粗杂粮	蛋白质 食物	蔬菜、水果		其他食物与营养素补充剂	
燕麦	鸡蛋	彩椒	紫甘蓝	核桃	亚麻籽油
玉米面	牛奶	西红柿	娃娃菜	瓜子	初榨橄榄油

全谷物 /粗杂粮	蛋白质食物	蔬菜、水果		其他食物与营养素补充剂	
糙米	豆腐	胡萝卜	菜花	开心果	枸杞
小米	三文鱼	南瓜	食用菌	小麦胚芽粉	海参
黑米	海虾	西蓝花	紫菜	乳清蛋白粉	牛初乳
藜麦	生蚝	菠菜	鲜枣	中老年奶粉	益生菌
绿豆	带鱼	油菜	猕猴桃	奇亚籽	维生素 D
红豆	鸡、鸭肉	羽衣甘蓝	蓝莓	亚麻籽粉	维生素 C
全麦面包	瘦肉	生菜	杞果	菊粉	复合维生素矿物质
紫薯	猪肝	菜心	哈密瓜		鱼油

◆ 蛋白质食物

三文鱼

三文鱼是典型的富脂鱼类，脂肪中含有丰富的 ω-3 型脂肪酸，可以调节血脂，降低体内炎症，对视力和神经系统亦有益处。三文鱼肉的红色主要来自一种独特的物质——虾青素，虾青素是一种类胡萝卜素，具有超强的抗氧化能力，对提高免疫力很有益。三文鱼的维生素 D 含量更是名列前茅，每周吃两次三文鱼，就能满足一周维生素 D 的需要。此外，三文鱼还富含维生素 A、铁、锌等重要营养素，整体营养价值很高。三文鱼鳞小刺少，肉质细嫩鲜美，口感爽滑鲜香，很受欢迎，加工制作也十分方便，适合煎、炖、烤、凉拌等多种烹制方式。除了单独食用，三文鱼还可以炒饭、煲汤、炖豆腐、拌色拉等。购买三文鱼时，可以让商家给切成适量大小，回家后分别放在密封袋中装好，冷冻保存即可，食用时不用再次切割。

海虾

海虾的营养绝对是海鲜中的佼佼者，蛋白质含量高达20%。除高含量的优质蛋白质外，海虾还含有多种维生素、矿物质。虾煮熟之后颜色由青变红，是因为虾和三文鱼一样，含有虾青素。只要对虾不过敏，生病也没必要忌口，虾富含的优质蛋白还能促进伤口愈合、身体恢复。海虾肉质紧实鲜嫩，食用起来很方便，水煮、白灼、炒菜、做汤都可以，还可以扒出虾仁做成馅料或者丸子。但虾中胆固醇及嘌呤含量较高，高胆固醇、高尿酸人士吃的时候要适量。虾背上的黑色物质是消化道残留的排泄物，只要做熟就不会有问题，如果介意的话，可以在烹调之前去掉。

生蚝

生蚝是海产贝类的代表，素有"海中牛奶"之称，富含蛋白质、钾、钙和维生素等，有较高的营养价值。尤其值得一提的是，生蚝是补锌大户。就锌含量而言，100 克生蚝含锌 71.2 毫克，遥遥领先。生蚝最常见的吃法是清蒸、做汤，还可以烤着吃，味道十分鲜美，生蚝本身自带盐分，烹饪时可以少放盐。要注意生蚝嘌呤含量较高，每 100 克生蚝嘌呤含量约 185 毫克，痛风发作期间不要吃。不建议孕妇、老人、小孩等生吃生蚝。比生蚝更常见的牡蛎中锌含量也不少，以 100 克计，锌含量约 9.4 毫克。扇贝、赤贝等海产品的锌含量与牡蛎不相上下，也很值得推荐。

带鱼

带鱼肉嫩体肥，味道鲜美，每 100 克带鱼含 17.7 克蛋白质和 4.9 克脂肪，属于高蛋白低脂肪鱼。带鱼中的脂肪多为不饱和脂肪酸，对保护心血管系统有益。此外，带鱼中富含的钙、磷、钾等元素远高于其他鱼类，总体营养价值很高。新鲜带鱼为银灰色，且有光泽，鱼体完整匀称，饱满厚实，闻着有海鲜特有的鲜香味。带鱼最常见的吃法是轻煎和家焖。轻煎带鱼要用不粘锅，锅热后稍微涂抹一层油，小火煎制，待一面成熟后再煎制另一面即可。家焖带鱼可用料酒、酱油、豆瓣酱调味，也可以在焖之前用油煎一下定型，避免鱼体破碎。购买带鱼可以让商家帮忙处理好内脏和鳃并切段，回来直接清洗完就可以制作了。还可以直接购买现成的冷冻带鱼段，吃多少解冻多少，十分方便。

鸡肉，鸭肉

鸡肉、鸭肉等禽肉类也是优质蛋白的良好来源，但要注意选择鸡肉、鸭肉以"瘦"为佳，比如鸡胸肉，就是典型的瘦肉，蛋白质含量更高（24.6%），脂肪含量更低（1.9%），维生素 B_1、钾、铁、锌、硒等重要营养素含量较高，有助于增加肌肉、提高免疫力。鸡胸肉、鸭肉等肉质细嫩，易加工，适合炒、煎、炖、蒸煮等多种烹调方式，为了提高免疫力，可以经常食用。选择鸡肉、鸭肉时如果外皮比较肥腻，将外皮和皮下脂肪去掉即可。

瘦肉（猪、牛、羊）

猪、牛、羊肉也可以提供丰富的优质蛋白，但由于部位不同，其热量、脂肪、蛋白质等含量也大不同。里脊、后腱等脂肪含量较少，腹部、脖颈等部位的肉脂肪含量高。瘦肉中维生素和矿物质（尤其是铁、锌）含量丰富，有很高的营养价值。猪里脊几乎是猪身上最瘦的部分，蛋白质含量高达19.6%，而脂肪含量仅有7.9%，牛里脊、羊里脊营养价值差不多，蛋白质含量都在20%左右。无论如何，吃肉要选瘦的，对补铁补血、提高免疫力都十分有益。但肉越瘦口感越容易发柴，烹制瘦肉时需要掌握恰当的火候，蒸煮烹炒时间不宜太长。对于老年人和孩子，可以把瘦肉做成馅或肉丸，口感会改善很多。

猪肝

肝脏是动物代谢和储存营养物质的主要器官，堪称"营养素宝库"，富含优质蛋白质、维生素 A、维生素 B_1、维生素 B_2、维生素 B_6、叶酸和铁等。猪肝维生素 A 的含量是普通瘦肉的 100 多倍，其铁含量也高达 22.6 毫克 /100 克，不但是防治缺铁性贫血的有效食物，更对提高免疫力有益处。就补充营养而言，新鲜猪肝做汤或者直接炒熟吃，要好于食用卤煮的猪肝。猪肝有腥气，在制作时可以用料酒、葱、姜等去腥之后再烹调。普通人可以每周食用 1 次猪肝，每次 25 克左右。

◆ 全谷物 / 粗杂粮

燕麦（燕麦片、燕麦米、莜麦）

燕麦是粗杂粮中当之无愧的冠军，蛋白质含量高达16.9%，是谷类之最，膳食纤维含量10.6%，远超其他粗杂粮。燕麦膳食纤维中含相当比例的可溶性膳食纤维——β-葡聚糖，对降低胆固醇有明显作用，同时燕麦还具有降血脂，调节肠道菌群，改善血糖的作用。市场上的燕麦食品特别多，其中燕麦片、燕麦米、燕麦粒、燕麦碎、燕麦粉等基本保留了燕麦主要营养成分和大部分健康益处，适合作为提高免疫力的主食食用。燕麦米无须浸泡，可以直接与大米混合煮成燕麦米饭，燕麦片则更适合煮粥，作为早餐非常便捷。要注意的是，很多"营养麦片""早餐麦片"大多并非纯燕麦，看包装上配料表可知，它们经常是其他谷物片，含很少燕麦或不含燕麦，不具备燕麦的健康益处。

玉米面、玉米糁、玉米楂

玉米是最常见的杂粮之一，富含钾、镁和 B 族维生素、膳食纤维等。尤其值得一提的是，黄色玉米中含有的玉米黄素、叶黄素，紫色玉米中含有的花青素等天然色素都具有一定的抗氧化作用，有助于提高人体免疫力。玉米常被加工成玉米面、玉米糁、玉米楂等，不管哪一种，都是特别理想的主食。玉米面可以做成玉米饼、窝窝头、玉米发糕；玉米楂可以煮粥或与大米混合做杂粮米饭；新鲜玉米可以直接煮熟吃，吃新鲜玉米时，建议连玉米粒的胚芽（玉米粒最下方的黄色部分）全部吃进去，营养更佳。

糙米

糙米是稻谷脱壳后不加工或较少加工所获得的全谷粒米，和大米相比，它保留了胚芽、种皮、谷皮，较高程度地实现了稻谷的全营养保留。糙米含有更多的维生素、矿物质、膳食纤维和植物化学成分，营养价值更高。糙米、黑米、红米混合在一起就是三色糙米，既有营养又有颜值。糙米的做法和大米相似，可以煮饭也可以做粥。需要注意的是，糙米口感要比大米硬一些，想软糯一点可在煮前浸泡1小时，煮时米水比例为1：1.2，也可以适量多加一些水。建议购买糙米时选择小包装的产品，并在阴凉干燥处存放。

黑米

黑米是水稻的变种，米粒中含有大量的花青素，所以颜色发黑，被称为"黑珍珠"。黑米大多未经精制碾磨，大致可算作粗粮或全谷物。就颜色而言，黑米中含有一种具有强烈抗氧化作用的物质——花青素，对增强免疫调节功能、抵抗抗体中自由基的氧化非常重要。黑米中还富含钾、磷、锌、膳食纤维等营养素，营养价值高于白米。但黑米口感较粗糙，可掺入白米做黑米粥或黑米饭。黑米用清水浸泡4～6小时，或者提前煮沸10分钟，然后再添加适量水，与大米一起放入电饭煲蒸熟即可。花青素易溶于水，所以洗黑米时水会变黑。黑米和大米的比例可根据个人喜好而定，要做出黑中透红的米饭，黑米的比例不能太高，与白米1：5即可。如果大米和黑米各占一半，那黑米饭的颜色会特别黑。当然，黑米的比例越高，米饭的营养价值也越高。

藜麦

藜麦是一款网红食材，有白、黄、红、紫、黑等好几种颜色，看起来非常漂亮，也因高颜值而颇受大众欢迎。藜麦不仅颜值高，营养价值更是远高于一般全谷物。每 100 克藜麦含蛋白质 14 克、膳食纤维 7 克、钾 563 毫克，还富含酚类、黄酮类、皂苷类及植物甾醇等植物活性物质，这些物质都对提高免疫力有益，可谓高营养和高颜值并存。藜麦可以与普通大米混合做饭或者煮粥，有些人不喜欢藜麦自带的一种"种子味"，可以提前将藜麦浸泡一下或者热水漂烫一下再做饭。与普通谷物不同，藜麦还可以"发芽"，这正是藜麦营养价值高的秘密所在，温水浸泡几小时，藜麦就能发出芽来，发芽藜麦与蔬菜拌在一起做成藜麦色拉，好吃又好看。

红豆

红豆是最让人眼花缭乱的豆类，种类很多，如红小豆、红腰豆、赤小豆、红芸豆等，但无论哪一种红豆，其营养价值都不容小觑。红豆蛋白质含量约为20%，和大豆相当。钾、铁、硒和磷的含量也较多，这些都是对提高免疫力有益的物质。红豆的膳食纤维含量为 7.7%，可以增加饱腹感、促进肠道健康；红豆的血糖生成指数（GI）非常低，是对餐后血糖最友好的主食之一。红豆有一股特别的香气，非常适合做成豆沙馅，用来做豆沙包。红豆也很适合与大米混合做红豆米饭，但要提前浸泡 10 小时左右，然后再与普通大米同煮，才能一起做熟。要注意的是，奶茶中的红豆、红豆沙等一般都加了糖，营养价值不如直接吃红豆高。

全麦面包

面包经常被作为早餐主食或者加餐来食用，最值得推荐的非全麦面包莫属。相比于普通面包，全麦面包中含有更多的膳食纤维、维生素和矿物质，营养价值更高。购买全麦面包时要注意看标签上的配料表，建议优先选择全麦粉排在第一位的品种。"全麦粉"在配料中的排序越靠前，意味着全麦的比例越高。有些全麦面包还会添加糖和油脂，选择时要选择糖和油脂在配料中排序靠后的，总体能量较低的，这说明糖和脂肪含量少一些。

紫薯

　　紫薯又叫黑薯，薯肉呈紫色至深紫色，是公认的具有一定保健作用的食物。紫薯含有丰富的花青素，而花青素有着很好的抗氧化功效，紫薯中钾元素含量在蔬菜中也是佼佼者（每 100 克紫薯含钾 370 毫克）。除此之外，紫薯还富含硒、膳食纤维等营养素，有助于调节人体的循环、清除体内的自由基、增强人体的免疫力。紫薯一般作为主食食用，可以蒸煮之后直接吃，也可以蒸熟之后与面粉混合，做成面食。紫薯还可以和大米做成紫薯米饭、紫薯粥。在一些轻食餐中还可以把紫薯蒸熟切块后拌在蔬菜色拉里当主食，既均衡营养又提升颜值。

◆ 深色蔬菜和水果

彩椒

青椒换成黄色或者红色就是彩椒，彩椒因其颜色鲜艳漂亮，经常会被搭配在各种菜肴中。但彩椒的优秀远不止颜值，彩椒的维生素 C 和膳食纤维含量在常见蔬菜中都名列前茅，胡萝卜素和钾的含量也较高。每 100 克彩椒含维生素 C104 毫克，是柑橘类水果的 2 ~ 3 倍，红色、橙色的彩椒，相对来说颜色更深，β - 胡萝卜素含量比黄色品种的彩椒更丰富。彩椒的吃法越简单越好，凉拌或生吃是获得彩椒中维生素 C 的最佳吃法，在不方便制作菜肴时把生的彩椒作为方便蔬菜来吃是非常值得推荐的，且彩椒含糖量比一般蔬菜高，生吃也美味。炒彩椒时要注意掌握火候，缩短加热时间，可以减少维生素 C 的损失。彩椒水分较大，不易保存，可以先用厨房纸包好，再装保鲜袋，这样可以延长彩椒的保存时间。

紫甘蓝

紫甘蓝的紫色源于其中的抗氧化物质花青素。花青素在不同酸碱条件下呈现不同颜色，所以炒紫甘蓝时易变成难看的蓝紫色。可以在炒紫甘蓝时加醋，有助阻止变色。凉拌是紫甘蓝的推荐食用方式，把紫甘蓝叶子掰下来，用清水泡十几分钟后切丝，与黄瓜丝或青椒丝混合，再用色拉汁或蒜蓉辣酱拌好即可食用，非常方便，更可以最大程度地保留紫甘蓝中的维生素 C、β-胡萝卜素、钾、钙等营养素。

食用菌

常见的食用菌有数十种，如香菇、木耳、银耳、平菇、金针菇、口蘑、茶树菇、杏鲍菇、蟹味菇、鸡腿菇、白玉菇、草菇、花菇、松蘑、红蘑、竹荪、牛肝菌、松茸、羊肚菌、鹿角菌等。它们形态各异、味道不同，但都具有很高的营养价值，是最值得推荐的蔬菜种类之一。食用菌含有一类具有特殊健康价值的成分——菌类多糖，被证明具有提高免疫力、调节血脂、抗癌、抗血栓等作用。食用菌富含维生素 B_1、维生素 B_2、维生素 K、维生素 D、钙、钾、铁、锌、硒、谷胱甘肽和麦角硫因等，尤其是维生素 D 含量远高于其他蔬菜。建议经常用各种菌类烹调食物，增加它们的摄入量。大多数食用菌含较多核苷酸、嘌呤等鲜味物质，故而味道鲜美，适合煲汤、炖煮、炒制、涮火锅，甚至用于调味。

海带，紫菜

藻类中含有的藻类多糖是一种具有保健功能的因子，可以调节人体的免疫系统，起到抗病毒、抗毒素、抗氧化的作用，藻类食物整体保健功效和价值都很高。海带是一种常见的海藻，经常以海带结、海带丝、干海带或盐渍海带的形式售卖。海带可以炖汤也可以凉拌。紫菜也是最常见的藻类，平时食用的多为干品，紫菜味道很鲜，适合做汤、做馅，即使每次只食用几克干紫菜，仍能获得不少营养素。要注意紫菜、海带等海藻类天然含有较多钠，用藻类做菜、煲汤时要少放盐或不放盐。

鲜枣

鲜枣味道甘美，其维生素 C（243 毫克 /100 克）含量甚至超过了柑橘类水果，是鲜枣中最突出的营养成分，吃三四颗就能满足一天的维生素 C 需求。鲜枣中铁含量较高，加上丰富的维生素 C 更利于铁的吸收，对防治贫血有一定的作用。鲜枣的胡萝卜素含量也很丰富，具有抗氧化、抗自由基的作用，有利于提高免疫力。但注意大枣不好消化，吃多了会胀气，尤其是患有胃炎或胃溃疡的人更要少吃。另外，大枣含糖量较高，不可吃得太多。

猕猴桃

猕猴桃口感清香，鲜嫩多汁，是营养最为丰富的水果之一。100 克猕猴桃的维生素 C 含量为 67 毫克，在水果中名列前茅，可以增强人体的免疫力和促进铁元素的消化吸收。猕猴桃的种类很多，有红心的、黄心的、绿心的，有进口的也有国产的，口感有的带一些酸味，有的酸中带甜，有的是纯甜无酸的，可以根据个人口味选择。购买猕猴桃时要选择整体处于坚硬状态的果实，应特别注意是否有机械损伤。购买回来的猕猴桃存放稍软即可食用，除了直接吃，还可以把猕猴桃和蔬菜一起榨汁，口味非常清新。要提醒的是，猕猴桃是"致敏大户"，第一次吃要小心。

蓝莓

蓝莓可谓是一种"超级水果"，因营养丰富、酸甜爽口而广受青睐，素有"浆果之王"的美誉。蓝莓富含超强抗氧化剂——花青素，几乎是所有水果和蔬菜中含抗氧化物质最丰富的，是名副其实的"抗氧化浆果之王"，具有延缓衰老、抗癌、提高免疫力的功效。还有一些研究观察指出，吃蓝莓还能够延缓大脑衰老，改善记忆力和认知功能。购买蓝莓时选择有白霜的蓝莓更新鲜，白霜是天然"果粉"，可以保护蓝莓，不是农药残留。最推荐的吃法当然是直接吃新鲜的蓝莓，也可以把蓝莓加入酸奶中调剂酸奶的味道。市售的蓝莓汁、蓝莓干、蓝莓酱等加工食品往往会放很多糖，营养价值也要差一些，不可贪吃。除了蓝莓，其他浆果类包括黑莓、蔓越莓、树莓、草莓等莓类水果也有与之类似的营养价值，也非常值得推荐。

◆ 其他重点食物

小麦胚芽粉

　　小麦胚芽是麦粒营养精华之所在，胚芽只占整粒小麦的2.5%，胚芽粉是专门用胚芽生产的，营养价值极高。它富含蛋白质、膳食纤维、维生素 E、B 族维生素、钾、铁、锌、硒等营养素。不同品牌的小麦胚芽粉因原料或加工方法不同，各种营养素含量或有差异，但整体营养价值都远远高于普通小麦粉。比如，一款小麦胚芽粉产品每 100 克含蛋白质38 克、膳食纤维 10 克、维生素 E31.9 毫克、钾 1600 毫克、钙 124 毫克、铁 4.9 毫克、锌 24 毫克、硒 213 微克。市售的小麦胚芽一般是即食的，吃起来很方便，可以直接用水、牛奶、豆浆等饮品冲泡作为加餐食用；也可在煮粥、蒸饭时适量加入小麦胚芽粉。制作面包、面条、馒头等面食时，也可以加一些小麦胚芽粉提升营养价值。

乳清蛋白粉

乳清蛋白粉是从牛乳中分离出来的蛋白质，主要指的是乳清蛋白。乳清蛋白不但容易消化，而且具有高生物价、高消化率、高蛋白质功效比和高利用率，被推为"蛋白之王"，尤其适合老年人、运动人群、慢性病人群和术前术后的病人。一般不推荐婴幼儿食用乳清蛋白粉，对于生病的宝宝，是否需要补充乳清蛋白粉，建议遵医嘱。乳清蛋白粉可以加入常温粥、牛奶、奶粉、豆浆中充分搅拌食用。注意冲调时温度不宜太高，高温会导致蛋白质团聚在一起产生絮状沉淀，40℃左右温水或者冷水冲泡会有更好的溶解效果。开封后的蛋白粉要注意干燥密封保存，避免蛋白粉未受潮，导致含水量增加，影响冲调效果。更多乳清蛋白粉的选择详见本书第二章。

中老年配方奶粉

中老年配方奶粉作为一种强化性营养食物，为中老年这一特定人群量身定制了很多有益健康的营养物质。例如，缺钙和易患骨质疏松是困扰很多中老年人的健康难题，有些中老年配方奶粉中特别添加了易于吸收并且不会给肠胃造成负担的乳钙，再配合维生素 D_3，使钙质吸收率大大增加，并有利于改善骨质疏松症状。有些品牌的中老年奶粉还额外添加了益生菌、维生素 A、维生素 E、维生素 C 以及铁、锌、硒、卵磷脂等多种微量元素，有助于预防慢性病，保护心血管。对于不喜欢饮用鲜牛奶的中老年人来说，可以尝试中老年人配方奶粉，口味相对更容易接受。要根据自己的身体状况和需要来选择产品，一般身体较胖者，或有高血脂和心脑血管疾病的患者要选择高蛋白、低脂型产品，而无乳糖类型的中老年配方奶粉则更适合乳糖不耐受的中老年人。

奇亚籽

奇亚籽号称 21 世纪的"头号种子"，在各大健康食谱中经常露面。"头号种子"的称号虽有些言过其实，但它确实是一种不错的食物。奇亚籽富含膳食纤维、B 族维生素、钙、磷、钾、镁、铁等矿物质，这些都是提高免疫力必不可少的营养素。奇亚籽的最大特点是膳食纤维含量特别丰富，100

克奇亚籽大约含有 36 克膳食纤维，可与亚麻籽比肩，一勺奇亚籽就可以提供一天 20% 的膳食纤维。奇亚籽颗粒比较小，味道比较温和，可以加到各种食物中，像冰沙、酸奶、麦片、面包中都可以加入。但奇亚籽很容易吸水，如果一次吃大量的、干的奇亚籽，在膨胀后会引起胃肠不适。食用量方面，每天吃 25 克以内是比较合理的。

亚麻籽／亚麻籽粉

亚麻籽富含 α - 亚麻酸、木酚素和膳食纤维。100 克亚麻籽脂肪占 35 克以上，而其中 α - 亚麻酸含量在总脂肪中占 45% ~ 65%，足以"傲视群雄"，在平衡必需脂肪酸方面起到的作用很大；亚麻籽中膳食纤维的含量高达 27% ~ 28%，不仅有不溶性的膳食纤维，还有可溶性的亚麻籽胶，对增加饱腹感、降低血胆固醇也有一定作用。日常饮食中可以直接购买熟的亚麻籽，将亚麻籽直接打成浆饮用是一种比较简单的食用方式。也可以在制作豆浆时加入一部分亚麻籽，制作好的豆浆更加黏稠浓厚。还可以购买烤熟后打成粉的亚麻籽粉，其中的营养物质依旧存在，而且更好消化，直接加入酸奶、粥、面条里即可。亚麻籽粉也可以用来制作各种面食、烘焙食品。需要注意的是，亚麻籽粉中含有大量多不饱和脂肪酸，很容易氧化变质，最好购买真空包装的亚麻籽粉，如果是小袋独立真空包装的则更好。

菊粉

菊粉是一种非常常见的食品配料，可用于生产制备某种食品并在成品中出现。之所以叫"菊粉"，是因为它主要是从菊苣根提取的。菊粉是最著名的"益生元"之一，能够缓解便秘，促进肠道菌群平衡，进而提高免疫力。国内外很多企业都生产菊粉原料，在市场上也可以看到很多菊粉产品。菊粉既可以直接用来冲水食用，也可以用来加工食物，比如将菊粉加入馒头、豆沙包等面食当中，既增加了面食的营养，又增加了益生元的摄入，是一种非常值得推荐的食用方式。

亚麻油

亚麻油又称亚麻籽油、胡麻油、亚麻仁油，是以亚麻籽为原料制取的油。亚麻油的营养优势是含有高比例（55%左右）的亚麻酸。亚麻酸在体内可转化为少量的 DHA 和 EPA 等 ω-3 型多不饱和脂肪酸。这些 ω-3 型多不饱和脂肪酸对婴幼儿智力和视力发育、成年人血脂健康和免疫力、老年人认知功能等都有很大益处。推荐亚麻油的最大理由是，大豆油、花生油、菜籽油、玉米油等传统常见植物油都缺少亚麻酸，亚麻油刚好可以补充这些植物油的不足。亚麻油容易氧化，不适合爆炒、煎、炸等高温烹调，可用于蒸、煮、煲汤、做馅、凉拌、低温炒等加热温度不是很高的菜肴。

初榨橄榄油

初榨橄榄油的重点在于"初榨"，它含有更丰富的油酸、β-胡萝卜素、B 族维生素、维生素 C、维生素 E 和维生素 K、植物甾醇、角鲨烯、绿原酸等营养物质。但初榨橄榄油怕高温加热，在煎炒烹炸中容易受热破坏，所以有人说橄榄油不能加热烹调，只能用于做凉拌菜、蔬菜色拉之类。实际上，即使是特级初榨橄榄油，也可以用于蒸、煮、煲汤、做馅等烹调方式，这些烹调方式温度只有 100℃，对橄榄油中的营养物质破坏不大。

枸杞

枸杞，被誉为营养界的红宝石。枸杞中含有多种氨基酸、维生素和矿物质，还含有丰富的糖类，包括果糖、葡萄糖、木糖、枸杞多糖、果胶、半纤维素等。现代药理学研究表明，枸杞有增强免疫功能和抗氧化、抗衰老的作用，还有抗疲劳、抗肿瘤、保肝及抗脂肪肝的作用。枸杞最方便、简单的吃法就是泡水喝。热水泡枸杞不但可以在短时间内将其泡开，还能起到一定的杀菌作用，但缺点是枸杞容易氧化变色。在水里放一片维生素C，既可调节酸度，又可防止氧化。此外，喝枸杞水的营养益处并没有食用全枸杞大，因此，可以喝完枸杞水将枸杞一并食用。

海参

海参因其药用和营养价值而受到重视，海参中富含海参黏多糖、海参皂甙、海参胶原蛋白、牛磺酸、SOD、谷胱甘肽等，其所含的活性多糖更是公认的免疫调节剂，具有多种功效，被称为糖中的"贵族"。从营养角度来说，水煮、清炖、凉拌的烹饪方式最能保证海参的营养流失率低，而且味道鲜美，也容易操作。还可以在熬粥、做菜、做汤时把海参切成块加入一起烹饪。需要注意的是，鲜活海参可能携带细菌甚至病毒，因此海参最好不要生吃。

牛初乳

牛初乳号称"乳中珍品"，被赋予各种神奇功效。从营养成分上来看，牛初乳的脂肪、蛋白质、维生素 D 和钙含量比普通牛奶高，是补充蛋白质、维生素的不错选择。但牛初乳物以稀为贵，几瓶牛初乳动辄上百元，更有"天价"牛初乳，如果日常饮食中其他食物可以提供充足的蛋白质、钙，那就不一定非得食用牛初乳了。市面上还有一些"牛初乳片"，只含有很少的牛初乳，更适合当普通糖果来对待，健康益处乏善可陈。

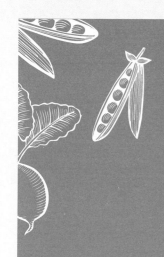

第五章

中老年人
免疫力提升
食谱示范

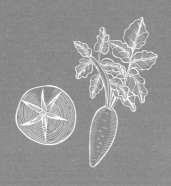

对身体健康和免疫力而言，单种食物固然重要，但更重要的还是各种食物（营养素）的合理搭配。掌握简单实用的配餐方法，才能最大程度发挥饮食对身体健康和免疫力的促进作用。我们在营养工作实践中原创了一套简单实用的配餐方法，以"一餐"为单位，按照"四格"的形式来安排食物，即四格配餐法，分餐盘的展示图见图5-1。

　　四格配餐法首先要准备一个分餐盘，盘子由四个格子构成，方形或圆形的餐盘都可以。也可以用普通的四个小碗或者四个小碟凑成四格，或者将一个大盘子模拟分成4个区域，示范见图5-1。盘子本身就自带"平衡"功能，能够兼顾食材种类与大致数量的控制。家庭成员中每个人的食量不尽相同，可以通过餐盘格子大小来给食物大致定量。一般来说，可以多准备几个分餐盘，每个人都可以选择一个适合自己食量的分餐盘。食物烹制好后，全家人可以把食物分装在各自的分餐盘中，每个格子盛放一类食材，即主食、蛋白质

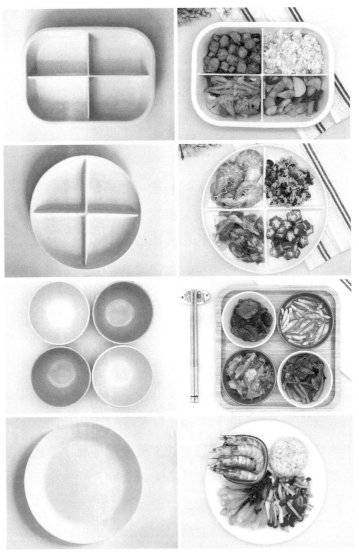

图 5-1　四格分餐盘展示图

什么是四格配餐法

　　简单地说，"四格配餐法"是把一个餐盘或模拟餐盘划分成 4 个格子，每一个格子分别装上不同的食物，即主食（S）、蛋白质食物（P）、蔬菜（V）和补充食材（X），从而实现营养搭配。四格配餐法强调"按餐搭配"，在一餐内基本实现营养平衡。最好每一餐都能吃全"四格"，如果做不到，那就吃好当下这一餐，"吃好一餐是一餐"。这大大降低了人们践行健康饮食原则的难度。

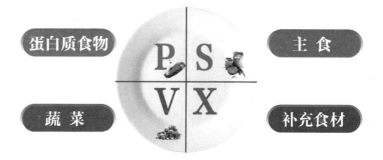

　　"主食"（Staple food）指谷类（米、面、杂粮等）、薯类（土豆、红薯等）和杂豆类（如红豆、绿豆、扁豆等），要粗细搭配；"蛋白质食物"（Protein food）指鱼、肉、蛋、奶和大豆制品，每餐必备；"蔬菜"（Vegetables）是指各种叶类、菌藻类、茄果类等，主要推荐深颜色的种类；"补充食材"（X）是四格配餐法的关键，要根据不同人群和不同身体情况来安排食物。

食物、蔬菜和补充食材。格子可以装满，也可以装八成或一半，以此调整各类食物的数量。开始用分餐盘时可能会觉得有点烦琐，但几次分餐之后就能熟练地使用四格餐盘，掌握食物的数量。养成习惯之后，即便不用分餐盘，也可以做到"盘中无格，心中有格"。如此一来，即使在外聚餐、食堂就餐或点外卖时，也能使用或参考四格配餐法。

四格配餐法每个格子中的食物都很有讲究。主食（S格）要粗细搭配，增加全谷物／粗杂粮的数量，比例最好能达到1/3或1/2，具体种类可参考表4-1，从中选择一种或几种粗杂粮与大米搭配食用，做成黑米饭、杂豆粥、燕麦米饭、藜麦米饭、紫薯米饭等。全谷物／粗杂粮含丰富的维生素 B_1、维生素 B_2、烟酸、锌、铁、膳食纤维等营养素，对提高免疫力有益。

蛋白质食物（P格）是提高免疫力的关键，每餐都应该吃一些。鱼、虾、瘦肉、蛋类、奶类和大豆制品等蛋白质食物不但提供优质蛋白，还是维生素 A、B 族维生素、铁、锌、钙等营养素的重要来源。蛋白质食物要分散在三餐中食用，每一餐都要搭配一格蛋白质食物，比如，早餐喝一杯牛奶，再加一个鸡蛋或其他蛋类，午餐吃三文鱼、带鱼、海虾、豆腐、豆腐皮、干豆腐等，晚餐吃鸡胸肉、瘦猪肉、瘦牛肉、瘦羊肉等。

蔬菜（V格）是提高免疫力的头号帮手，要多吃。每一餐都必须有至少一格蔬菜，且不少于整个分餐盘的四分之一。重点推荐的蔬菜种类可参考表4-1。每一餐尽量选择几种不同颜色的蔬菜，把餐盘搭配得五颜六色，以做到多吃蔬菜和食物多样化。

补充食物（X格）是提高免疫力的又一个关键，不同人群应根据需要在每一餐都用心安排。重点推荐的食物有坚果（核桃、瓜子、开心果等）、水果（鲜枣、哈密瓜、杧果、猕猴桃等）、亚麻籽油、初榨橄榄油、小麦胚芽粉、亚麻籽粉、菊粉、乳清蛋白粉以及营养素补充剂（复合维生素矿物质、维生素D、维生素C、鱼油等）。

为了更好地帮助读者落实提高免疫力的四格配餐，本章给出中老年人的四格食谱。其中，普通成年人四格食谱按照每天能量摄入1800千卡设计（表5-1～表5-10），老年人四格食谱按照每天能量摄入1700千卡设计（表5-11～表5-20）。

读者使用本章示范性四格食谱时，要注意：①食谱所列食物重量一般是指可食部分的生重，不是熟重，也不包括皮、壳和骨头等不可食用的部分。实践中较方便的做法是直接称量处理好的、生的食物的可食部。②食谱中的食材可以酌情替换，不一定非得一样不差地照做，以适应地域、季节和个人偏好，但必须是同类替换，即蔬菜替换蔬菜，水果替换水果，主食替换主食，奶类替换奶类，蛋白质食物（鱼、肉、蛋类）替换蛋白质食物，而且替换时的重量也要大致相等或相当。③要结合个人性别、体重、身高、身体活动强度等情况增减食物，以适应自己的能量消耗。比如，普通成人四格食谱能量为1800千卡，适合轻体力劳动女性，男性则可以在此基础上增加食物总量。

❖ 成年人免疫力提升四格配餐示范食谱（一周）

表5-1　普通成年人四格配餐食谱（第一天）早餐

四格	菜肴名称	配料	用量（克）
S	全麦面包	面包	50
P	虾仁炒蛋	虾仁	20
		鸡蛋	50
		植物油	4
V	紫甘蓝拌冰草	紫甘蓝	30
		冰草	50
		胡萝卜	20
		植物油	5
X	草莓奶昔	纯牛奶	200
		草莓	100

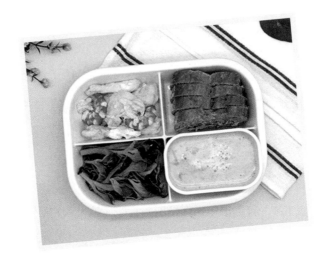

　　提高免疫力的早餐要营养全面、高效快捷且经济方便，既要尽量减少食物烹调加工所需的时间，也要避免品种单一和单调重复。主食（S格）是现成的全麦面包，提供能量以及维持更好的饱腹感。蛋白质食物（P格）虾仁炒蛋营养价值很高且更"抗饿"。蔬菜（V格）紫甘蓝拌冰草提供维生素、矿物质和膳食纤维等营养素，不需要额外烹调，直接凉拌即可食用，非常节约时间。补充食材（X格）草莓奶昔提供蛋白质、维生素和矿物质等营养素，使早餐锦上添花、营养更全面。上午加餐，纯牛奶200克。

烹饪方法与注意事项

① 全麦面包，是指配方中使用全麦粉的面包，可以买现成的，也可以用全麦面粉自制。购买时要注意看产品配料表，配料表中"全麦粉"排在第一位的最好。真正的全麦面包吃起来有麦香味、有嚼劲、口感略微粗糙，而添加了大量油、糖的全麦面包则更加油腻香甜。

② 虾仁炒蛋，虾仁解冻后焯水备用，在不粘锅中加入少许油，将鸡蛋煎至八成熟后加入虾仁翻炒成熟，再淋入少许生抽即可。

③ 紫甘蓝拌冰草，只需将紫甘蓝、胡萝卜切丝，冰草撕成小块，淋上现成的油醋汁即可。

④ 草莓奶昔，新鲜草莓和纯牛奶混合在一起，用料理机打成浆即可。也可直接吃新鲜的草莓。

表 5-2　普通成年人四格配餐食谱（第一天）午餐

四格	菜肴名称	配料	用量（克）
S	糙米饭	三色糙米	40
		大米	40
P	酱牛肉	酱牛肉	70
V	清炒宝塔菜	宝塔菜	80
		胡萝卜	20
		植物油	4
X	蚝油菜薹	菜薹	100
		植物油	4

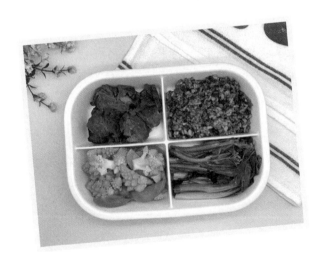

在家吃午餐要避免单调凑合，在外吃午餐要强调营养均衡。我们建议在任何场景下的午餐搭配都要尽量凑成"四格"，以便于达到均衡饮食。主食（S格）糙米饭，由大米和三色糙米粗细搭配而成；蛋白质食物（P格）是牛腱肉做成的酱牛肉，是优质蛋白的良好来源；蔬菜（V格）是清炒宝塔菜，简单烹调即可，既可以现做现吃，也可以提前做好用来带饭；补充食材（X格）强化补充一些绿叶蔬菜，如菜薹。下午或晚上加餐，瓜子20克，橙子200克。

烹饪方法与注意事项

❶ 糙米饭：将大米、三色糙米淘洗干净后加入一定量的水，放入电饭锅，选杂粮米功能进行蒸煮即可。待蒸煮完成后再焖10分钟可获得更佳口感。

❷ 酱牛肉：牛腱肉清洗干净后切分成几大块，用清水泡1小时左右；起锅，加入冷水，放入牛肉、葱段、姜片、料酒少许，将牛肉焯水备用。撇去浮沫，加入调料包（八角、香叶、桂皮、花椒等用纱布包好）、生抽、老抽、黄豆酱，搅拌均匀；加入焯好的牛肉，大火烧开后保持5分钟，然后转中小火炖1.5～2小时；牛肉煮好自然冷却后继续浸

泡 4 ~ 8 小时，彻底放凉后的牛肉横着纤维方向切成片即可食用。

一般情况下，1000 克新鲜牛肉酱好后能出 650 ~ 700 克成品酱牛肉，所以 1000 克牛肉酱好后可以平均分成 20 份，每份相当于本食谱中的生牛肉 50 克。

③ 清炒宝塔菜：宝塔菜掰成小朵，清洗干净，胡萝卜切片，焯水后备用；起锅入油，蒜片爆锅，加入宝塔菜、胡萝卜清炒，出锅时淋入生抽调味即可。

④ 蚝油菜薹：菜薹焯水沥干，摆入盘中备用；起锅入油，蒜蓉爆锅，加入蚝油、生抽炒成料汁，趁热倒在菜薹上即可。

表 5-3 普通成年人四格配餐食谱（第一天）晚餐

四格	菜肴名称	配料	用量（克）
S	黑米饭	黑米	30
		大米	30
P	家焖带鱼	带鱼	80
		植物油	4
V	凉拌双花	西蓝花	60
		菜花	60
		植物油	3
X	菠菜炒胡萝卜	胡萝卜	20
		菠菜	100
		植物油	3

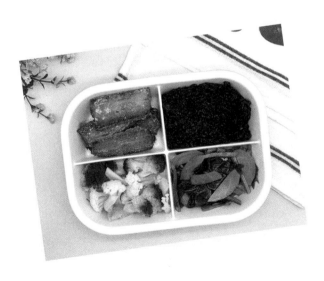

提高免疫力的晚餐要注意避免肥腻，烹调宜清淡少油；不能不吃晚餐或只吃很少的食物。晚餐主食尤其要做到粗细搭配，蛋白质食物应多选择高蛋白、低脂肪的，如鱼、虾、瘦肉、大豆制品等，晚餐的 V 和 X 两个格子可以都安排适量蔬菜或者汤羹类食物。本例主食（S 格）黑米饭，由大米和黑米粗细搭配而成；蛋白质食物（P 格）是家焖带鱼，只需要用少许油煎熟，再炖一会儿即可；蔬菜（V 格）是凉拌双花；补充食材（X 格）强化补充绿叶菜菠菜。

烹饪方法与注意事项

❶ 黑米饭：将大米、黑米淘洗干净后，加入一定量的水，放入电饭锅选杂粮米功能进行蒸煮即可。待蒸煮完成后再焖 10 分钟可获得更佳口感。

❷ 家焖带鱼：将处理好的带鱼段加盐、葱丝、姜丝、蒜片腌制 20 分钟；起锅入油，把带鱼放入锅中轻轻煎至两面微黄，然后加入适量水、生抽，小火炖 15 ~ 20 分钟，收汁，出锅前撒上少许葱花、香菜即可。

❸ 凉拌双花：西蓝花、菜花洗净，切成小朵；锅中加水，加一点点油和盐，水烧开后加入西蓝花、菜花，大约焯

2～3分钟，捞出沥干水分；加入橄榄油、生抽、陈醋、蒜蓉调味即可食用。

❹ 菠菜炒胡萝卜：菠菜洗净，胡萝卜切片，备用；起锅烧水，水开后加入菠菜、胡萝卜，待水再次沸腾时捞出，凉水过凉，把菠菜中的水挤干；起锅入油，姜、蒜爆锅，加入菠菜、胡萝卜翻炒均匀，淋少许生抽即可出锅。

表5-4 普通成年人四格配餐食谱（第二天）

四格		菜肴名称	配料	用量（克）
早餐	S	枸杞燕麦粥	燕麦	60
			枸杞	5
	P	水煮鸡蛋	鸡蛋	50
	V	蒜蓉莜麦菜	莜麦菜	150
			植物油	6
	X	纯牛奶	纯牛奶	250
午餐	S	糙米饭	大米	40
			三色糙米	40
	P	煎鸡胸肉	鸡胸肉	80
			植物油	3

	四格	菜肴名称	配料	用量（克）
午餐	V	蒜蓉西生菜	西生菜	120
			植物油	3
	X	黄瓜炒木耳	水发木耳	20
			黄瓜	80
			植物油	4
晚餐	S	糙米饭	大米	25
			三色糙米	25
	P	轻煎三文鱼	三文鱼	60
			植物油	3
	V	白灼菜心	菜心	200
			植物油	3
	X	海带丝拌豆腐丝	豆腐丝	30
			海带丝	20
			植物油	3
上午加餐		水果	橘子	200
下午或晚上加餐		牛奶	纯牛奶	250

提高免疫力的推荐食材

主食：燕麦、三色糙米。

蛋白质食物：鸡蛋、鸡胸肉、三文鱼。

蔬菜：莜麦菜、西生菜、菜心、黄瓜。

补充食材：豆腐丝、海带丝、木耳、牛奶、枸杞、橘子。

烹饪方法与注意事项

❶ 蒜蓉莜麦菜：莜麦菜清洗干净后切段，大蒜切末，备用；热锅入油，放入蒜末轻微煸炒，蒜末炒香后倒入莜麦菜翻炒均匀，加盐即可出锅。

❷ 煎鸡胸肉：鸡胸肉冲洗干净，撕去膜和油脂，用刀片成两片；加生抽、蒜末和黑胡椒粉，均匀地涂抹在鸡胸肉两面，腌制半小时；煎锅烧热放油，将鸡胸肉连同酱汁一起放入锅中，小火煎至两面金黄即可。

❸ 海带丝拌豆腐丝：购买现成的海带丝，清洗干净，干豆腐切丝，备用；在海带丝和干豆腐丝中加入蒜蓉、芝麻菜、生抽、陈醋调味即可食用。

表 5-5　普通成年人四格配餐食谱（第三天）

	四格	菜肴名称	配料	用量（克）
早餐	S	玉米面馒头	玉米面	25
			全麦面粉	25
	P	香葱炒鸡蛋	鸡蛋	50
			香葱	20
			植物油	2
	V	紫甘蓝拌苦菊	紫甘蓝	30
			苦菊	80
			植物油	3
	X	牛奶小麦胚芽饮	牛奶	200
			小麦胚芽粉	25
午餐	S	红豆米饭	红小豆	40
			大米	40
	P	百合炒虾仁	鲜百合	10
			海虾	60
			植物油	4
	V	清炒芥蓝	芥蓝	150
			植物油	4
	X	海带烧豆腐	海带结	40
			豆腐	50
			植物油	4

四格	菜肴名称	配料	用量（克）
S	红豆米饭	红小豆	40
		大米	40
P	茄汁炖牛肉	牛肉（肥瘦）	50
		西红柿	80
V	三色彩椒	彩椒	100
		植物油	3
X	蚝油杏鲍菇	杏鲍菇	100
		植物油	3
上午加餐	水果	哈密瓜	200
下午或晚上加餐	牛奶	纯牛奶	200

（晚餐对应 S、P、V、X 四格）

提高免疫力的推荐食材

主食：玉米面、全麦面粉、红豆。

蛋白质食物：鸡蛋、虾、牛肉、豆腐。

蔬菜：芥蓝、彩椒、西红柿、紫甘蓝。

补充食材：杏鲍菇、海带、牛奶、哈密瓜、小麦胚芽粉。

烹饪方法与注意事项

① 紫甘蓝拌苦菊：紫甘蓝、苦菊洗净沥干水分，用手撕成小块，加入油醋汁搅拌均匀后装盘即可食用。油醋汁配料为橄榄油3毫升，陈醋5毫升，酱油5毫升，蜂蜜少许，黑胡椒粉1克，将所有配料倒入一个小瓶中，食用前用力摇晃，使油醋混合。

② 百合炒虾仁：百合分成小片后清洗干净，放入沸水中焯水过凉；虾仁去除虾线，备用；起锅入油，葱、姜爆锅，倒入虾仁炒熟，加入百合翻炒1分钟，加生抽调味即可。

③ 海带烧豆腐：豆腐切小块，用平底锅小火煎至两面金黄，备用；热锅入油，葱、姜爆锅，加入水、生抽、海带结、豆腐块，小火炖煮10分钟，大火收汁即可出锅。

④ 茄汁炖牛肉：起锅烧开水，加入葱段、姜片，放入切好的牛肉块，焯烫去除血水；西红柿切成小块，备用；另起锅入油，葱、姜、蒜爆锅，加入西红柿翻炒出汁，倒入牛肉块，翻炒均匀后加入生抽、老抽、料酒调味，加水没过牛肉，开锅后盖上锅盖转为小火炖30分钟，出锅前撒入少许葱花即可。

表 5-6　普通成年人四格配餐食谱（第四天）

	四格	菜肴名称	配料	用量（克）
早餐	S	蒸鲜玉米	鲜玉米	200
	P	煮鸡蛋	鸡蛋	50
	V	芝麻拌菠菜	菠菜	150
			芝麻	5
			植物油	3
	X	核桃乳	牛奶	200
			核桃	10
午餐	S	燕麦米饭	燕麦	40
			大米	40
	P	肉末海参	海参	40
			肉末	30
			植物油	5
	V	清炒油菜	油菜	120
			植物油	5
	X	菠菜猪肝汤	菠菜	120
			猪肝	30
晚餐	S	燕麦米饭	燕麦	40
			大米	40
	P	轻煎三文鱼	三文鱼	80
			植物油	3

	四格	菜肴名称	配料	用量（克）
晚餐	√	西红柿炒西蓝花	西蓝花	100
			西红柿	50
			植物油	5
	✕	老醋秋耳	水发木耳	30
上午加餐		水果	樱桃	150
		坚果	松子	10
下午或晚上加餐		牛奶	纯牛奶	200

提高免疫力的推荐食材

主食：鲜玉米、燕麦。

蛋白质食物：鸡蛋、三文鱼、瘦肉。

蔬菜：菠菜、油菜、西红柿、西蓝花。

补充食材：猪肝、海参、木耳、核桃、樱桃、松子、芝麻、牛奶。

烹饪方法与注意事项

① 肉末海参：即食海参清洗干净，焯水，摆入盘中；热锅入油，葱、姜爆锅，加入瘦肉末、生抽，待肉末炒熟后连同汤汁浇在海参上即可。

② 菠菜猪肝汤：菠菜去根，清洗干净，切段，焯水后沥干，备用；猪肝切片焯烫10秒钟左右，捞出备用；另起锅加水，先放少许姜丝、生抽，再加入猪肝、菠菜，水开锅后1分钟即可出锅。

③ 西红柿炒西蓝花：西蓝花切成小块后清洗干净，焯水备用；西红柿切成小块，备用；热锅入油，姜、蒜爆锅，炒出香味后加入西红柿，待西红柿翻炒至出汁后加入西蓝花，同时加入生抽，继续大火翻炒2分钟左右即可出锅。

表 5-7　普通成年人四格配餐食谱（第五天）

	四格	菜肴名称	配料	用量（克）
早餐	S	南瓜小米粥	南瓜	80
			小米	40
	P	秋葵炒蛋	鸡蛋	60
			秋葵	70
			植物油	4
	V	拌白菜丝	白菜	100
			植物油	4
	X	牛奶	牛奶	250
午餐	S	二米饭	大米	40
			小米	40
	P	彩椒炒牛柳	牛里脊肉	70
			彩椒	80
			植物油	4
	V	素炒菜花	菜花	100
			植物油	4
	X	水果捞	橙子	150
晚餐	S	二米饭	大米	25
			小米	25
	P	三文鱼炖豆腐	牡蛎	60
			北豆腐	50
			植物油	3

四格	菜肴名称	配料	用量（克）
晚餐			
V	韭菜炒豆芽	韭菜	100
		豆芽	50
		植物油	3
X	黑胡椒口蘑	鲜口蘑	100
		植物油	3
上午加餐		水果	草莓柿子	150
下午或晚上加餐		牛奶	纯牛奶	200
	坚果	核桃	10

提高免疫力的推荐食材

主食：小米、南瓜。

蛋白质食物：鸡蛋、牛里脊肉、牡蛎、北豆腐。

蔬菜：白菜、秋葵、彩椒、菜花、韭菜、豆芽、口蘑。

补充食材：牛奶、橙子、核桃、草莓柿子。

烹饪方法与注意事项

① 南瓜小米粥：南瓜去皮，切成小块，小米淘洗干净后和南瓜一起加适量水，放入电饭锅，选煮粥模式即可。

② 彩椒炒牛柳：彩椒清洗干净后切成小块，牛里脊肉切丝，备用；热锅入油，葱、姜爆锅，加入切好的肉丝煸炒至变色后加入彩椒，翻炒至熟，加入盐和生抽调味即可出锅。

③ 三文鱼炖豆腐：新鲜三文鱼切成小块，用少许柠檬汁腌制10分钟；豆腐切成小块，备用；热锅入油，葱、姜爆锅，放入切好的三文鱼煎至两面略微金黄定型即可，放入切好的豆腐，轻微翻炒一两分钟，加入适量生抽、盐和水，盖上锅盖小火炖10~15分钟，收汁即可出锅。

④ 素炒菜花：菜花择成小朵，洗净备用；热锅入油，姜、蒜爆锅，加入菜花翻炒，倒入少许生抽，继续翻炒3~5分钟即可出锅。

表 5-8　普通成年人四格配餐食谱（第六天）

四格	菜肴名称	配料	用量（克）
	S	紫薯粥	紫薯	60
			大米	40
早餐	P	西红柿炒鸡蛋	西红柿	100
			鸡蛋	50
			植物油	4
	V	凉拌芹菜苗	芹菜苗	100
			植物油	4
	X	酸奶	酸奶	200
	S	意大利面	意大利面	80
	P	西红柿牛肉酱	牛里脊肉	70
			西红柿	80
			洋葱	20
			植物油	3
午餐	V	水煮西蓝花	西蓝花	150
			植物油	2
	X	彩椒炒双菇	彩椒	60
			蟹味菇	60
			海鲜菇	50
			植物油	3
晚餐	S	绿豆米饭	大米	40
			绿豆	40

	四格	菜肴名称	配料	用量（克）
晚餐	P	煎鲳鱼	鲳鱼	60
			植物油	2
	V	小白菜炒口蘑	口蘑	50
			小白菜	100
			植物油	2
	X	黄瓜拌酱牛肉	牛肉（后腱）	40
			黄瓜	100
			植物油	3
上午加餐		水果	猕猴桃	150
下午或晚上加餐		牛奶	纯牛奶	200
		坚果	核桃	10

提高免疫力的推荐食材

主食：紫薯、意大利面、绿豆。

蛋白质食物：鸡蛋、牛里脊肉、鲳鱼、酱牛肉。

蔬菜：小白菜、西蓝花、彩椒、西红柿、芹菜苗、口蘑。

补充食材：海鲜菇、蟹味菇、酸奶、牛奶、核桃、猕猴桃。

烹饪方法与注意事项

① 西红柿牛肉酱：西红柿去皮切丁，洋葱切丁，牛里脊肉切成末，备用；热锅入油，放入洋葱、蒜末爆香，加入肉末，待肉末炒至变色后加入生抽，再加入番茄酱和切好的西红柿丁，继续翻炒至西红柿丁软烂，加盐即可出锅。

② 煎鲳鱼：鲳鱼处理清洗干净，表面切十字花刀，涂抹盐，加姜末、葱末腌制 20 分钟；不粘锅热后加入油，把鱼放入锅中，小火将两面轻煎至熟即可。

③ 小白菜炒口蘑：小白菜择洗干净，切段，口蘑切片，备用；热锅入油，葱、蒜爆锅，放入小白菜和口蘑，炒熟后加入生抽调味即可。

④ 黄瓜拌酱牛肉：酱牛肉切小块，黄瓜切片，加入蒜蓉、生抽凉拌即可。

表5-9　普通成年人四格配餐食谱（第七天）

	四格	菜肴名称	配料	用量（克）
早餐	S	蒸紫薯	紫薯	200
	P	水蒸鹌鹑蛋	鹌鹑蛋	50
	V	麻酱莜麦菜	莜麦菜	150
			芝麻酱	20
	X	益生菌酸奶	牛奶	200
			益生菌粉	2
午餐	S	二米饭	大米	25
			小米	25
	P	芹菜炒牛肉	牛肉	60
			芹菜	100
			植物油	3
	V	菠菜拌粉丝	菠菜	100
			粉丝	20
			植物油	5
	X	鲜贝丝瓜汤	丝瓜	50
			新鲜扇贝	30
晚餐	S	荞麦面条	荞麦面	80
	P	卤鸡腿	鸡腿	60
	V	蚝油秋葵	秋葵	150
			植物油	6

	四格	菜肴名称	配料	用量（克）
晚餐	X	清炒豌豆尖	豌豆尖	150
			植物油	3
上午加餐		水果	蓝莓	150
下午或晚上加餐		牛奶	纯牛奶	200
		坚果	板栗	15

提高免疫力的推荐食材

主食：紫薯、小米、荞麦面条。

蛋白质食物：鹌鹑蛋、牛肉、扇贝、鸡腿。

蔬菜：莜麦菜、菠菜、豌豆尖、丝瓜、芹菜、秋葵。

补充食材：蓝莓、板栗、益生菌、牛奶。

烹饪方法与注意事项

① 芹菜炒牛肉：芹菜清洗干净，切段，牛里脊肉切成丝，备用；热锅入油，葱、姜爆锅，炒出香味后加入肉丝，

翻炒至肉丝变色，加入芹菜继续翻炒 1 分钟，加生抽调味即可出锅。

❷ 鲜贝丝瓜汤：丝瓜去皮，清洗干净，切滚刀块；鲜扇贝去壳取肉，备用；热锅入油，姜、蒜爆锅，加入丝瓜翻炒至丝瓜变软，加入适量水，水开后加入扇贝肉，继续熬煮至扇贝肉变熟，加少许鸡粉调味即可。

❸ 卤鸡腿：鸡腿洗净，锅中加冷水，水烧开后将鸡腿下锅焯水 1 分钟，捞出；另起锅，锅中加冷水，放入姜片、葱段、花椒、八角、大料、生抽、老抽、蚝油、盐等调味料；放入鸡腿，大火煮 10 ~ 15 分钟后转小火煮 20 分钟，鸡腿即卤好。

表 5-10　普通成年人四格配餐食谱一周营养分析

指标	实际摄入量	推荐摄入量	实际摄入量达到推荐量百分比
能量及核心营养素摄入量			
能量（千卡）	1808		
碳水化合物供能比（%）	50%	45% ~ 55%	
蛋白质供能比（%）	20%	15% ~ 20%	
脂肪供能比（%）	30%	25% ~ 30%	
维生素矿物质营养素摄入量			
维生素 A（µg）	1130	800	141.3%

指标	实际摄入量	推荐摄入量	实际摄入量达到推荐量百分比
维生素 C（mg）	238.8	100	238.8%
维生素 D（ug）	12.7	10	127.0%
叶酸（ug）	389.7	400	97.4%
维生素 B$_1$（mg）	1.17	1.2	97.5%
维生素 B$_2$（mg）	1.61	1.2	134.2%
钙（mg）	1005	800	125.6%
铁（mg）	25.1	12	209.2%
锌（mg）	14.8	12.5	118.4%
硒（ug）	65.3	60	108.8%
镁（mg）	481.6	330	145.9%
三餐能量			
早餐	508 千卡		
午餐	524 千卡		
晚餐	530 千卡		
加餐（合计）	246 千卡		

评价结论

1. 本食谱平均每日能量为 1800 千卡，适合体重正常的普通成年女性，男性可在此基础上适当增加各类食物摄入数量。

2. 维生素 A、维生素 D、维生素 C、维生素 B$_1$、维生素 B$_2$、叶酸、钙、铁、镁、锌、硒等均达到推荐量的 90% 以上，能够充分满足提高免疫力的营养所需。

3. 食谱中使用了多种对提高免疫力有益的食材，如全谷物/粗杂粮、绿叶蔬菜、肉类、鱼虾、蛋类和大豆制品等优质蛋白食物。

4. 食谱加餐多采用奶类、坚果及水果，有益于营养补充，可根据个人情况增减加餐。

5. 烹调油推荐使用亚麻籽油、核桃油、橄榄油等多种植物油，全天不超过 30 克；全天用盐量不超过 5 克。

◆老年人免疫力提升四格配餐示范食谱（一周）

表 5-11　老年人四格配餐食谱（第一天）早餐

四格	菜肴名称	配料	用量（克）
S	枸杞燕麦稠粥	燕麦	30
		枸杞	2
P	鸡蛋芝士小方	鸡蛋	50
		芝士	10
		切片面包	30
		植物油	3
V	海带丝拌芹菜苗	海带丝	40
		芹菜苗	60
		紫萝卜	20
		植物油	2
X	水蜜桃奶昔	脱脂牛奶	200
		水蜜桃	100

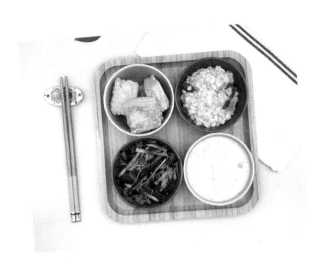

　　老年人早餐尤其要重视摄入足量的优质蛋白、适量的主食，同时搭配新鲜蔬菜，减少腌制蔬菜、咸菜、榨菜、酱菜等高盐食物，以便于保证营养摄入的均衡、减少肌肉衰减、提高免疫力。此外，食量较小的老年人要在上午适量加餐，以便于增加能量和蛋白质的摄入。

　　主食（S格）是枸杞燕麦稠粥，稠粥可以提供更多早餐所需能量；蛋白质食物（P格）鸡蛋芝士小方由鸡蛋、芝士、面包片制成，蛋白质营养素密度更高；蔬菜（V格）海带丝拌芹菜苗直接加油醋汁凉拌即可，提供维生素、矿物质和膳食纤维等；补充食材（X格）水蜜桃奶昔，用水蜜桃等水果调味很适合不喜欢单独喝牛奶的老年人；上午加餐，乳清蛋白粉20克。

烹饪方法与注意事项

❶ 枸杞燕麦稠粥：燕麦片洗净加入适量水，待燕麦片煮至黏稠后加入枸杞，小火熬煮至浓稠即可。

❷ 鸡蛋芝士小方：切片面包切成大小合适的方块，在两片面包中间夹上芝士片，外面裹上鸡蛋液；热锅入油，将裹好蛋液的面包两面煎至金黄即可。

❸ 海带丝拌芹菜苗：海带丝、芹菜苗洗净，紫萝卜去皮切丝，将所有食材放入碗中，加入油醋汁搅拌均匀即可。

❹ 水蜜桃奶昔：将水蜜桃和纯牛奶混合在一起，用料理机打成浆即可。

表 5-12　老年人四格配餐食谱（第一天）午餐

四格	菜肴名称	配料	用量（克）
S	紫薯米饭	紫薯	50
		大米	70
P	肉末海参	海参	60
		肉末	30
		植物油	3
V	蒜蓉蒸娃娃菜	娃娃菜	80
		植物油	3
X	西红柿炒菜花	西红柿	50
		菜花	60
		植物油	4

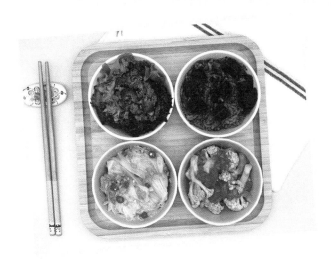

老年人的午餐最好现吃现做，谷类、肉类、蔬菜要搭配好，午餐宜增加鱼类、肉类、蛋类和大豆制品等蛋白质食物的摄入，不要食用五花肉、火腿肠、炸鱼等营养价值较低的品种。

午餐的蔬菜应以深色蔬菜、叶类蔬菜、菌藻类食材为主；主食适当增加粗杂粮；同时要注意，老年人午餐中的油、盐不要太多，口味应尽量清淡，在此基础上保证老年人的午餐能够供给充足的能量和营养素。

主食（S格）是紫薯米饭，用薯类代替一部分精制米面可以提供更多的膳食纤维、维生素和矿物质；蛋白质食物（P格）肉末海参，将瘦肉做成肉末，更方便咀嚼，符合老年人的饮食习惯；蔬菜（V格）将娃娃菜配上蒜蓉蒸熟，口感软烂、清淡，特别适合老年人食用；补充食材（X格）西红柿炒菜花，略带酸味，可以起到开胃、增加食欲的作用；下午或晚上加餐，中老年奶粉 25 克，蓝莓 100 克。

烹饪方法与注意事项

❶ 紫薯米饭：大米淘洗干净，紫薯洗净，切成小块，将大米和紫薯一同放入电饭锅，加适量水，开启蒸煮模式即可。

❷ 肉末海参：即食海参清洗干净，切段，备用；热锅入油，姜末爆锅，加入肉末，翻炒至熟后将海参放入锅中，翻炒片刻，加适量生抽调味即可出锅。

❸ 蒜蓉蒸娃娃菜：娃娃菜清洗干净，切成小瓣摆入盘中；蒜蓉中加入少许色拉油、盐、生抽搅拌均匀后倒在娃娃菜上；起锅烧水，将娃娃菜放入蒸屉，蒸制8分钟即可。

❹ 西红柿炒菜花：菜花择成小块，清洗干净，西红柿切块，备用；起锅烧水，加入少许油、盐，将菜花放入锅中焯水后捞出沥干；另起锅入油，蒜蓉爆锅，加入西红柿翻炒出汁，加入焯好的菜花翻炒均匀，加入生抽调味即可。

表 5-13　老年人四格配餐食谱（第一天）晚餐

四格	菜肴名称	配料	用量（克）
S	南瓜米饭	南瓜	50
		大米	70
P	彩椒牛肉粒	彩椒	50
		牛肉	70
		植物油	3
V	木耳炒黑豆苗	木耳	20
		黑豆苗	80
		植物油	3
X	小白菜豆腐汤	小白菜	80
		豆腐	30
		海米	3
		植物油	3

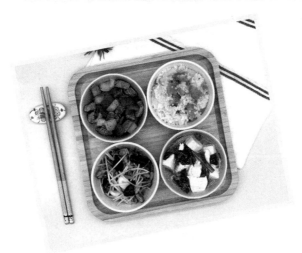

晚餐食物种类要与早餐、午餐呼应搭配，如果早餐吃了鸡蛋和肉类，晚餐吃大豆制品或鱼虾则更好，尽量做到一天中食物种类多一些，粗粮、绿叶蔬菜、蛋白质食物更齐全一些。老年人晚餐切忌仅以一两样食物充饥，简单凑合，晚餐也建议按照"四格"原则来安排。

主食（S格）南瓜米饭，南瓜软糯甘甜，和米饭一起蒸煮特别适合老年人；蛋白质食物（P格）彩椒牛肉粒，烹制时要将牛肉切成小块，降低咀嚼难度，彩椒中富含维生素C，可以促进铁的吸收；蔬菜（V格）木耳炒黑豆苗宜炒制得软烂一些；补充食材（X格）小白菜豆腐汤是一款汤菜，有益于增进食欲，汤里的豆腐可以增加蛋白质的摄入，建议老年人每天都要吃1~2次大豆制品。

烹饪方法与注意事项

❶ 南瓜米饭：大米淘洗干净，南瓜洗净切成小块，备用；将大米和南瓜一同放入锅中加适量水，开启蒸煮模式即可。

❷ 彩椒牛肉粒：彩椒切小块，牛肉切丁，备用；热锅入油，葱、姜爆锅，加入牛肉翻炒至熟，将彩椒放入锅中继

续翻炒几分钟，加适量生抽调味即可。

❸ 木耳炒黑豆苗：黑豆苗清洗干净，木耳提前泡好后
焯水，备用；热锅入油，葱、姜爆锅，炒香后加入木耳，翻
炒 1 ～ 2 分钟，加入黑豆苗翻炒至软，加盐调味即可出锅。

❹ 小白菜豆腐汤：小白菜洗净后切段，豆腐切小块，
备用；热锅入油，葱、姜爆锅，加入适量水、生抽，水开后
加入豆腐、小白菜，小火炖开即可，出锅前加少许香油、香
菜调味。

表 5-14 老年人四格配餐食谱（第二天）

	四格	菜肴名称	配料	用量（克）
早餐	S	红薯小米粥	红薯	50
			小米	50
	P	肉末蒸蛋	猪里脊肉	20
			鸡蛋	50
			植物油	2
	V	温拌圆白菜	圆白菜	100
			植物油	4
	X	牛奶	中老年配方奶粉	25

四格	菜肴名称	配料	用量（克）
		燕麦	30
S	燕麦米饭	大米	30
		香菜	50
P	香菜炒肉丝	猪里脊肉	60
		胡萝卜	20
午餐		植物油	3
V	茄汁西生菜	西生菜	100
		海带	40
X	海带炖豆腐	豆腐	40
		植物油	3
		燕麦	30
S	燕麦米饭	大米	30
		羊腿肉	60
P	羊肉炖萝卜	白萝卜	40
晚餐		植物油	3
V	清炖奶白菜	奶白菜	100
		植物油	3
X	小麦胚芽酸奶饮	小麦胚芽粉	25
		酸奶	100
上午加餐	水果	草莓	150
下午或晚上加餐	坚果	松子	10
	牛奶	牛奶	200

烹饪方法与注意事项

❶ 香菜炒肉丝：香菜清洗干净，切段，胡萝卜切丝，备用；新鲜里脊肉切成丝，备用；热锅入油，葱、蒜爆香，加入肉丝煸炒 2 分钟，待肉丝熟后加入香菜、胡萝卜丝翻炒 1 ~ 2 分钟，最后加入生抽调味即可出锅。

❷ 海带炖豆腐：新鲜海带结洗净后沥干水分，豆腐切成小方块，备用；热锅入油，葱、蒜爆锅，加入海带结翻炒均匀，加入适量清水，倒入切好的豆腐块（不要翻炒，以免豆腐破碎），用小火煮 15 分钟，加盐，大火适当收汁后即可出锅。

❸ 羊肉炖萝卜：羊腿肉清洗干净，切小块，白萝卜去皮后洗净，切块，备用；起锅烧水，同时加入葱、姜，放入羊肉，大火烧开后去除表面血沫，转小火煮 20 分钟，待羊肉煮熟后加入萝卜继续炖煮 20 分钟，出锅前加入鸡粉、生抽调味即可。

表 5-15 老年人四格配餐食谱（第三天）

	四格	菜肴名称	配料	用量（克）
早餐	S	豌豆米粥	豌豆粒	30
			大米	30
	P	煎蛋饼	鸡蛋	50
			面粉	20
			植物油	3
	V	芝麻酱西蓝花	西蓝花	100
			芝麻酱	10
	X	牛奶	中老年配方奶粉	25
午餐	S	胚芽米饭	胚芽米	70
	P	西红柿金针菇鸡肉片	鸡胸肉	60
			西红柿	40
			金针菇	40
			植物油	3

四格	菜肴名称	配料	用量（克）
午餐			
V	韭菜炒豆芽	韭菜	80
		豆芽	40
		植物油	3
X	肉末茄子	茄子	80
		猪里脊肉	20
		植物油	3
晚餐			
S	红豆米饭	红小豆	35
		大米	36
P	茭白焖虾仁	虾仁	60
		茭白	80
		植物油	5
V	清炒豌豆苗	豌豆苗	150
		植物油	5
X	熟板栗	栗子（熟）	20
上午加餐	杧果牛奶	杧果	150
		牛奶	100
下午或晚上加餐	坚果	瓜子	10
	其他	小麦胚芽粉	20

烹饪方法与注意事项

❶ 西红柿金针菇鸡肉片：鸡胸肉切成薄片，加入生抽、黑胡椒碎、姜丝腌制 10 ~ 15 分钟；金针菇洗净，去掉根部，切段，西红柿切丁，备用；热锅入油，蒜片爆香，加入西红柿丁、番茄酱翻炒 1 ~ 2 分钟，加入金针菇，继续翻炒至均匀；加入鸡胸肉片翻炒 1 ~ 2 分钟，加入 1 小碗清水，煮 5 分钟左右，加盐少许，大火收汁即可出锅。

❷ 肉末茄子：茄子洗净后切条，备用；热锅入油，葱、姜爆锅，加入肉末翻炒至熟，加入茄条炒至茄条变软，加 1 小碗清水和适量生抽，小火炖煮至收汁，出锅前撒入蒜末翻炒均匀即可。

❸ 茭白焖虾仁：茭白清洗干净，斜刀切小片，焯水备用；虾仁去除虾线，焯水捞出备用；热锅入油，加葱、姜爆锅，倒入虾仁和茭白，翻炒 2 分钟，加适量水、生抽、老抽，烧开后小火炖煮 10 分钟，大火收汁即可出锅。

表 5-16　老年人四格配餐食谱（第四天）

四格		菜肴名称	配料	用量(克)
早餐	S	杂豆稠粥	大米	20
			红豆	15
			绿豆	15
	P	丝瓜炒鸡蛋	鸡蛋	50
			丝瓜	50
			植物油	5
	V	豆豉鲮鱼 莜麦菜	豆豉	10
			鲮鱼	20
			莜麦菜	100
			植物油	3
	X	牛奶	中老年配方 奶粉	25
午餐	S	板栗焖饭	板栗	20
			大米	60

四格	菜肴名称	配料	用量（克）
P（午餐）	冬瓜海带烧肉	猪里脊肉	40
		冬瓜	60
		海带结	40
		植物油	3
V	水煮油菜	油菜	100
		植物油	3
X	鲜嫩猪肝汤	猪肝	40
		菠菜	80
		植物油	3
S（晚餐）	三色藜麦饭	大米	25
		三色藜麦	26
P	山药烧排骨	排骨	50
		山药	50
		植物油	3
V	清炒空心菜	空心菜	100
		植物油	2
X	虫草花炖鸡汤	鸡腿肉	30
		虫草花	10
		植物油	3
上午加餐		核桃牛奶	核桃 15
			牛奶 100
下午或晚上加餐		水果	哈密瓜 150

提高免疫力的推荐食材

主食：红豆、绿豆、藜麦、板栗。

蛋白质食物：鸡蛋、猪里脊肉、排骨、鸡腿肉。

蔬菜：莜麦菜、油菜、海带、菠菜、丝瓜、空心菜。

补充食材：虫草花、猪肝、中老年配方奶粉、牛奶、核桃、哈密瓜。

烹饪方法与注意事项

① 冬瓜海带烧肉：猪里脊肉切成小块，冬瓜去皮切方块，海带结清洗干净，备用；热锅入油，蒜片爆锅，加入里脊肉翻炒至变色后放入生抽、老抽、料酒调味，继续翻炒 3 分钟左右，使其上色，锅中加入清水，大火烧开后加入海带结，小火炖 20 分钟，放入冬瓜块再煮 10 分钟，调大火收汁即可出锅。

② 鲜嫩猪肝汤：新鲜猪肝清洗干净后切成薄片，备用；菠菜去根清洗干净，焯水，沥干水分，备用；热锅入油，葱、蒜爆锅，加入猪肝，翻炒至猪肝变色后加入 1 碗清水，水开后加入菠菜、枸杞，中小火煮 2～3 分钟，加盐、香菜

调味即可出锅。

❸ 虫草花炖鸡汤：鸡腿肉切块，放入开水中大约焯3分钟，去腥气。在砂锅中放入鸡肉、生姜2片，加入冷水，至完全没过鸡肉，开大火煮开后转小火慢炖半小时，加入虫草花炖煮几分钟，加少许盐、鸡粉调味即可。

表5-17 老年人四格配餐食谱（第五天）

四格		菜肴名称	配料	用量（克）
早餐	S	玉米面大枣发糕	玉米面	50
			大枣	10
	P	煮鸡蛋	鸡蛋	50
	V	菜心炒腐竹	菜心	100
			腐竹	15
			植物油	3
	X	牛奶	纯牛奶	200
午餐	S	黑米饭	黑米	25
			大米	25
	P	萝卜烧牛肉	牛里脊肉	40
			萝卜	30
			植物油	3

	四格	菜肴名称	配料	用量（克）
午餐	V	鸡汤小白菜	小白菜	100
			植物油	4
	X	秋葵炒木耳	秋葵	100
			水发木耳	30
			植物油	3
晚餐	S	燕麦黑米饭	大米	35
			燕麦	36
	P	清蒸三文鱼	三文鱼	70
			植物油	4
	V	金针菇炒菠菜	金针菇	30
			菠菜	100
			水发木耳	20
			植物油	4
	X	水煮毛豆	新鲜毛豆	40
上午加餐		坚果	大杏仁	10
		其他	乳清蛋白粉	20
下午或晚上加餐		水果	火龙果	150

提高免疫力的推荐食材

主食：玉米面、黑米、燕麦。

蛋白质食物：鸡蛋、牛里脊肉、三文鱼、腐竹。

蔬菜：金针菇、菠菜、小白菜、菜心。

补充食材：木耳、秋葵、纯牛奶、乳清蛋白粉、大杏仁、毛豆、火龙果。

烹饪方法与注意事项

❶ 菜心炒腐竹：腐竹提前用清水泡发 3 ~ 4 小时，菜心清洗干净，备用；热锅入油，葱花爆锅，加入腐竹和菜心翻炒 1 ~ 2 分钟，加入生抽调味即可出锅。

❷ 萝卜烧牛肉：牛里脊肉清洗干净后切成小方块，萝卜洗净切块，备用；热锅入油，葱、姜爆锅，加入牛肉翻炒至变色后加生抽、老抽、料酒，继续翻炒 3 分钟左右，使其上色；锅中加入清水，大火烧开后加入萝卜，改小火炖 30 分钟，调成大火至汤汁浓稠，撒上葱花、香菜即可出锅。

❸ 清蒸三文鱼：新鲜三文鱼切块，用柠檬汁腌制 10 分钟，备用；起锅，烧开水，将腌制好的三文鱼上锅蒸 10 分

钟，食用前撒盐、黑胡椒碎，淋少量橄榄油即可。

表 5-18 老年人四格配餐食谱（第六天）

	四格	菜肴名称	配料	用量（克）
早餐	S	绿豆疙瘩汤	绿豆	20
			全麦面粉	50
	P	角瓜鸡蛋饼	鸡蛋	50
			角瓜	50
			植物油	4
	V	白灼菜心	菜心	100
			植物油	2
	X	牛奶	纯牛奶	200
午餐	S	玉米面条	玉米面条	50
	P	小炒牛肉片	牛肉	50
			植物油	3
	V	清炒苋菜	苋菜	100
			植物油	3
	X	西红柿烩豆腐	豆腐	40
			西红柿	80
			植物油	3
晚餐	S	糙米饭	糙米	35
			大米	35

四格	菜肴名称	配料	用量（克）
晚餐	P 鸡丝炒杏鲍菇	鸡胸肉	50
		杏鲍菇	60
		植物油	3
	V 蒜蓉空心菜	空心菜	100
		植物油	3
	X 紫菜蛋花汤	紫菜	3
		豆腐	20
		植物油	3
上午加餐	酸奶	酸奶	150
下午或晚上加餐	其他	亚麻籽粉	25
	水果	鲜枣	100

提高免疫力的推荐食材

主食：绿豆、全麦面粉、糙米。

蛋白质食物：鸡蛋、牛肉、鸡胸肉、豆腐。

蔬菜：杏鲍菇、苋菜、西红柿、空心菜、菜心。

补充食材：纯牛奶、酸奶、亚麻籽粉、鲜枣。

烹饪方法与注意事项

① 绿豆疙瘩汤：绿豆提前浸泡 8 小时，加水煮熟，备用；全麦面粉加适量水做成小面疙瘩，将和好的面疙瘩加入绿豆汤中，煮成粥状即可。

② 角瓜鸡蛋饼：角瓜切丝，和鸡蛋混合在一起，备用；平底锅加热后放油，轻微晃动一下锅底，将混合好的角瓜鸡蛋液滑入锅中，待两面煎至金黄色即可出锅。

③ 西红柿烩豆腐：西红柿洗净切成小块，豆腐切成小块，备用；热锅入油，蒜片爆锅，加入西红柿，翻炒出汁后加入豆腐和 1 碗清水，小火炖 10 分钟，加盐调味即可出锅。

④ 鸡丝炒杏鲍菇：鸡胸肉清洗干净，撕去膜和油脂，煮熟，撕成细丝，备用；杏鲍菇清洗干净撕成细丝，备用；热锅入油，姜、蒜爆香，加入鸡肉丝，翻炒 1～2 分钟，加入杏鲍菇丝，翻炒均匀，待杏鲍菇丝炒软后加生抽、黑胡椒粉调味即可出锅。

表 5-19　老年人四格配餐食谱（第七天）

四格	菜肴名称	配料	用量（克）
早餐			
S	紫薯馒头	紫薯	100
		全麦面粉	50
P	苦瓜炒鸡蛋	鸡蛋	50
		苦瓜	40
		植物油	2
V	金针菇凉拌黄瓜	黄瓜	80
		金针菇	50
		植物油	3
X	牛奶	纯牛奶	250
午餐			
S	鹰嘴豆米饭	大米	25
		鹰嘴豆	25
P	豆豉炒肉丝	豆豉	100
		猪里脊肉	40
		植物油	4
V	茼蒿炒白玉菇	茼蒿	100
		白玉菇	50
		植物油	4
X	水果	草莓柿子	150
晚餐			
S	红豆米饭	红小豆	25
		大米	25

	四格	菜肴名称	配料	用量（克）
晚餐	P	西红柿肥牛煲	西红柿	50
			牛肉（肥瘦）	50
			植物油	2
	V	清炒豆角丝	油豆角	120
			植物油	2
	X	白菜拌豆腐丝	干豆腐	30
			大白菜	80
			植物油	2
上午加餐		乳清蛋白粉	乳清蛋白粉	20
下午或晚上加餐		坚果	开心果	20
		水果	葡萄	100

提高免疫力的推荐食材

主食：紫薯、鹰嘴豆、红小豆。

蛋白质食物：鸡蛋、猪里脊肉、牛肉、干豆腐。

蔬菜：大白菜、茼蒿、白玉菇、西红柿、油豆角、苦瓜、金针菇、黄瓜。

补充食材：纯牛奶、乳清蛋白粉、葡萄、开心果、草莓柿子。

烹饪方法与注意事项

① 苦瓜炒鸡蛋：苦瓜洗净，去瓤，切成小丁，鸡蛋在碗中打散，加入苦瓜丁和盐，搅打均匀，备用；热锅入油，滑入备好的苦瓜蛋液，待鸡蛋凝固后，用铲子将鸡蛋饼划成小块即可出锅。

② 豆豉炒肉丝：豆豉事先泡好备用；猪里脊肉切丝，备用；热锅入油，葱、姜、豆豉爆锅，加入肉丝煸炒至熟后加入鸡粉调味即可出锅。

③ 西红柿肥牛煲：现成的肥牛片解冻，西红柿切成小丁，备用；热锅入油，姜、蒜爆香，加入西红柿丁、番茄酱翻炒 1～2 分钟，加入 1 碗清水，大火煮 5 分钟左右后加入肥牛，待肥牛熟后大火稍微收汁，加盐调味即可出锅。

表 5-20　老年人四格配餐食谱一周营养分析

指标	实际摄入量	推荐摄入量	实际摄入量达到推荐量百分比
能量及核心营养素摄入量			
能量（千卡）	1708		
碳水化合物供能比（%）	50%	45% ~ 55%	
蛋白质供能比（%）	20%	15% ~ 20%	
脂肪供能比（%）	30%	25% ~ 30%	
维生素矿物质营养素摄入量			
维生素 A（μg）	987	700	141.0%
维生素 C（mg）	189.2	100	189.2%
维生素 D（ug）	9.8	15	65.3%
叶酸（ug）	395.4	400	98.9%
维生素 B_1（mg）	1.15	1.2	95.8%
维生素 B_2（mg）	1.52	1.2	126.7%
钙（mg）	984	1000	98.4%
铁（mg）	24.1	12	200.8%
锌（mg）	12.5	7.5	166.7%
硒（ug）	68.5	60	114.2%
镁（mg）	441.9	320	138.1%
三餐能量			
早餐	504 千卡		
午餐	496 千卡		
晚餐	500 千卡		
加餐（合计）	208 千卡		

评价结论

1. 本食谱平均每日能量为 1700 千卡，适合老年女性，老年男性可在此基础上适当增加各类食物摄入数量。

2. 维生素 A、维生素 C、维生素 B_1、维生素 B_2、叶酸、钙、铁、镁、锌、硒等均达到推荐量的 90% 以上，能够充分满足提高免疫力的营养所需。维生素 D 略有不足，建议额外补充维生素 D 营养补充剂。

3. 食谱中使用了多种对提高老年人免疫力有益的食材，如全谷物 / 粗杂粮、绿叶蔬菜、肉类、鱼虾、蛋类和大豆制品等食物。

4. 食谱加餐多采用中老年配方奶粉、坚果及水果，有益于营养补充，可根据个人情况增减加餐。

5. 烹调油推荐使用亚麻籽油、核桃油、橄榄油等多种植物油，全天不超过 30 克；全天用盐量不超过 5 克。